KB235998

안과 전문의가 알려주는
스스로 시력 회복법

혼베 박사의 안경 벗기 프로젝트

안과 전문의가 알려주는

스스로 시력 회복법

혼베 가즈히로 지음 | 황미숙 옮김

북스토리 Life

'시력은 스스로의 힘으로 되돌릴 수 있다!'

이것이 오랫동안 안과 의사로서 환자들이 시력을 회복하도록 지도해올 수 있었던 나의 신조다.

대개 사람들은 눈이 잘 안 보이는 것 같다 싶으면 바로 안과에 가서 안경이나 콘택트렌즈를 맞춘다.

그리고 한번 안경을 쓰기 시작하면 계속 안경을 쓰는 것을 당연하게 여긴다.

또 어느 정도 나이가 들면 노안이 찾아오는 것도 당연하고, 안과에서는 안경의 도수를 조정해주는 것이 당연하다고 생각한다.

이렇게 '당연하게' 여겨지는 많은 믿음들이 여러분의 눈을 더 나쁘게 만들었다는 것을 기억하자.

미리 말해두겠다.

'근시는 병'이다. 단, '근시는 치료할 수 있다'.

나고야역 앞에 있는 혼베 안과병원에는 최근 전국 곳곳에서 환자들이 찾아오고 있다.

내가 제창한 시력 회복법과 생활 개선법을 지도받고 실제로 시력이 좋아지거나 안경을 쓰지 않게 된 분들이 많다.

이처럼 시력을 회복시키기 위해 우선 필요한 것이 바로 '의식의 전환'이다.

근시는 고칠 수 없다는 생각을 버리자.

'눈은 스스로 고칠 수 있는 것'이라는 의식의 전환이 여러분의 눈을 건강하게 만드는 첫걸음이다.

그리고 '스스로 눈을 건강하게 만들겠다'고 마음먹었다면 당장에 시력 회복을 위해 이 책에 적힌 대로 연습을 시작하자.

내가 소개하는 시력 회복법의 특징은 눈의 병을 '온몸으로 진단한다'는 데에 있다.

눈의 문제라고 해서 반드시 눈에만 원인이 있는 것은 아니다. 그러므로 몸 전체를 통해 파악해야 한다.

간혹 '이것이 눈 건강과 무슨 관계가 있지?'라고 생각할 법한 지도법이 있을지도 모른다.

그렇다 하더라도 지금까지 연구한 결과에 따르면 모두 눈에 상당히 좋은 영향을 준다고 밝혀졌으니 의심은 접어두고 꼭 시도해보기 바란다.

한 번만 실천해보면 눈 주위가 시원하고 개운해지는 느낌을 받을 수 있을 것이다.

실제로 병원에서 내가 알려준 눈을 위한 운동만 했는데, 그 후 시력검사 결과가 많이 좋아진 분도 있다.

이 책에서 소개하는 시력 회복법을 지속하기만 해도 시력은 확실히 개선된다.

근시뿐만 아니라 원시와 눈의 피로, 부옇게 보이는 증상, 안구건조증의 개선을 포함해 눈 관련 질환 및 노안의 예방에도 효과적이다.

지속할수록 효과도 커지니, 습관으로 만들어 가급적 오래 계속하기를 바란다.

여러분이 지속하기 쉽도록, 간단하여 시간과 장소의 제약 없이 도구를 사용하지 않고도 당장 가능한 방법만을 엄선했다. 이 정도라면 바쁜 분들도 꾸준히 실천할 수 있을 것이다.

　나 역시 이 책에서 소개한 방법을 오랫동안 실천하고 있는데 환갑을 바라보는 지금도 돋보기 없이 나안으로 사물을 잘 보고 있다.

　여러분도 이 책을 보며 꾸준히 노력하여, 시력이 회복되고 '나안의 힘'을 키우기를 바란다.

혼베 안과병원 원장
혼베 가즈히로

6∂ CONTENTS

CHAPTER 1 시력은 스스로 회복할 수 있다

시력은
스스로 회복할 수 있다

6ð 일본에 근시인구가 계속 늘어나는 이유

컴퓨터와 스마트폰, 휴대전화 등이 급격히 보급된 현대사회에서는 예전에 비해 가까운 거리에서 도구를 다룰 기회가 급증하면서 이와 동시에 근시인구도 증가했다.

일본의 전체 인구 중 약 3분의 1에 해당하는 약 4,000만 명 정도가 교정을 필요로 하는 근시인데, 그 수는 해마다 늘어나는 추세다. 이는 사회문제라고 해도 과언이 아니다.

특히 심각한 것은 아이들이다. 2013년도의 학교보건통계조사에서는 나안시력이 1.0 미만인 학생이 초등학생의 경우 전체의 약 30퍼센트, 중학생은 약 52퍼센트, 고등학생은 66퍼센트에 달했으며 이 수치도 매년 늘어나고 있다.

사람들의 시력은 어째서 이처럼 나빠지고 만 것일까?

그 원인을 생각하면 안과 의사에게도 일말의 책임을 묻지 않을 수 없다.

아이들이 학교에서 시력검사를 한 후 시력이 떨어졌다는 결과지를 받아오면 대부분의 부모는 당장 안과로 달려간다. 그러면 안과 의사는 "근시네요. 안경을 맞춰야겠어요"라는 진단을 한다.

의사가 권하는 대로 안경을 맞춰 쓰다 보면 1년 후쯤에는 시력이 더 떨어져 다시 안과를 찾게 된다. 그리고 "근시가 더 진행되었네요. 안경의 도수를 올립시다"라는 이야기를 듣게 되고 진단에 따라 안경의 도수를 높인다.

얼마 지나면 또 시력이 더 떨어지고 안경의 도수를 또 올리는 행위가 반복되면서 시간이 흐름에 따라 근시는 점점 더 심해진다.

안과 의사가 시키는 대로 안경을 쓰면 근시가 더 이상 진행되지 않을 것이라고 생각하는 것은 큰 착각이다. 오히려 점점 더 심해지는 경우도 많다.

🤓 안경과 콘택트렌즈는 임시방편

애당초 대부분의 안과 의사는 근시는 병이 아니라고 생각한다.

안과용 제제를 공급하는 제약회사가 환자용으로 만든 소책자에 안과학회의 중진인 한 대학교수가 해설문을 쓴 것이 있는데, 거기에는 '대부분의 근시는 병이 아니다. 멀리 있는 것이 잘 보이지 않는 것일 뿐 눈은 정상이다. 현대사회에서는 가까운 곳을 보는 작업이 많으니, 가까이 있는 물체가 잘 보이는 근시가 더 유리한 경우도 있다'고 게재되어 있다.

이 해설문에서 말하는 근시는 나안 0.5~0.7 정도의 가벼운 근시를 가리킨다. 단, 안경이 없으면 일상생활을 할 수 없을 정도의 근시는 포함되지 않는다.

하지만 많은 안과 의사는 안경이나 콘택트렌즈를 사용해 잘 볼 수 있게 되면 전혀 문제가 없다고 해석하고 있으며, 이것이 안과 의사의 일반적인 생각이라고 할 수 있다. 그러니 안과 의사는 근시의 기본적인 원인을 찾아 굳이 치료하려고 하지 않는다. 그저 안경과 콘택트렌즈라는 당연한 처방을 할 뿐이다.

하지만 안경이나 콘택트렌즈는 결코 근시를 '치료'하는 처방법이 아니다. 다쳤을 때 몸을 지탱해주는 '목발'처럼 임시방편의 수단일 뿐 그 자체로 낫게 해주지는 않는다.

게다가 목발은 언젠가는 놓아야 하는 것이 전제인 데 반해, 안경이나 콘택트렌즈는 한 번 사용하면 평생 계속 써야 하는 데다가 사용하는 동안 점차 시력이 떨어져 계속 도수도 올려야 한다. 이런 상태가 방치되면서 일본에 근시환자가 늘어나 버린 것이다.

👓 '시력 저하 = 당장 안경 이용'이 시력 저하를 부른다!

근시환자가 늘어난 것은 안과 의사뿐만 아니라 환자에게도 책임이 있다. 안과에서 근시라는 진단을 받으면 하나같이 의사가 시키는 대로 곧장 안경이나 콘택트렌즈를 맞추지 않는가? 만약 이것이 다른 병이었다면 어땠을까?

가령 당뇨병 같은 생활습관병을 진단받았다면 식사나 운동에 신경을 쓰면서 스스로도 치료하려고 노력했을 것이다.

그런데 근시의 경우에는 생활하는 데 조금 불편할 뿐 환자 역시 '병'이라고는 생각하지 않기 때문에 따로 치료법을 생각하지 않고 아무런 망설임도 없이 안경과 콘택트렌즈에 의존해버리게 된다.

하지만 건강한 눈은 나안으로도 제대로 보여야만 한다.

잘 생각해보자. 동물은 안경을 쓰지 않는다.

약육강식의 자연계에서 살아가는 동물은 시력이 나빠지면 생존이 불가능해진다. 이것은 비단 동물에게만 국한되는 이야기가 아니다. 인간도 나안으로 잘 보지 못한다면 생명에 지장이 없다고 단정할 수 없다.

최근 지진과 수해, 분화 등 자연재해가 늘어나고 있지 않은가?

한밤중에 갑자기 재해가 발생한다면 안경이 금방 눈에 띄지 않을지도 모르고, 콘택트렌즈를 착용할 여유가 없을 수도 있다. 나안으로 사물이 잘 보이지 않아도 안경이나 콘택트렌즈로 교정하면 된다는 안이한 생각은 위험하다. 그리고 이러한 '시력 저하=당장 안경 이용'이라는 생각이 시력을 회복할 수 있는 가능성을 스스로 잘라버리는 큰 원인이다. 사실 시력을 우리 스스로 회복시킬 수 있음에도 말이다.

👓 '시력은 스스로 회복시킬 수 있다'고 생각하라

사실 근시에 대해서는 의학적으로도 자세히 알려진 바가 없다.

병원에서 환자를 진료하다 보면 분명 동일한 사람인데도 시력이 좋아졌다 나빠졌다 바뀌는 경우가 있다. 또 근시 판정을 받았다가 얼마 지나니 괜찮아진 사람도 있다.

이렇게 시력은 늘 변화한다.

'한 번 떨어진 시력은 회복할 수 없다'고 생각하기 쉽지만 사실 시력은 몸의 상태와 리듬, 기분, 자세, 날씨 등에 따라 달라진다.

밤을 새워 일이나 공부를 하거나 장시간 컴퓨터 작업을 계속하면 일시적으로 시력이 떨어지는 일은 흔하다.

또 아침에는 깨끗이 잘 보이다가 업무 등으로 눈을 혹사시킨 저녁 이후에는 시력이 저하되기도 한다.

즉 시력은 늘 바뀔 수 있다. 그러므로 시력이 떨어졌다 싶어도 얼마간 상태를 지켜보는 편이 좋다.

시력이 나빠졌다고 느낀 시점에 시력을 회복시키는 방법을 실천하거나 생활습관과 환경을 개선했더니 시력이 회복되어 안경이나 콘택트렌즈를 낄 필요가 없어진 사람들을 실제로 현장에서 많이 보아왔다. 그래서 내 병원에서는 근시라고 진단받은 환자에게 안경이나 콘택트렌즈 외의 선택지가 있다는 사실을 분명히 알려준다.

특히 일시적으로 시력이 떨어지는 '가성근시' 단계에서는 스스로 치료하느냐 마느냐에 따라 그대로 근시로 진행될지 시력이 회복될지의 명암이 갈린다.

'근시는 나을 수 있는 것'이라는 생각을 가지느냐 아니냐에 따라 그 후의 인생에서 세계를 어떻게 보게 될지에 큰 차이가 생긴다.

중요한 것은 안과에서 근시라고 진단을 받아도 당장에 포기하지 않는 일이다.

우선 '어째서 시력이 저하되었는가'를 생각하고 스스로 눈을 어떻게 사용해왔는지 생활습관을 다시 한 번 되돌아봐야 한다. 그리고 시력을 회복하기 위한 개선 노력이 반드시 필요하다.

👓 노안의 진행도 본인의 노력으로 멈출 수 있다

근시를 스스로 치료할 수 있듯이 노안도 자력으로 개선할 수 있다.

40대를 넘어설 무렵부터 '최근에 가까운 것에 초점을 맞추기가 어려워졌어……'라고 느끼는 날이 많아질 것이다. 소위 말하는 '노안'이 시작된 것이다.

노안이 왔다는 사실을 알게 되었을 때 대부분의 사람들은 '그럴 나이가 되었으니 나도 어쩔 수 없지'라며 금방 치료를 포기해버린다. 하지만 이런 태도는 바람직하지 않다.

나이가 들면서 하반신이 약해지면 개선을 위해 걷기 운동을 시작하고, 내장의 기능이 약해지면 식사에 신경을 쓰는 노력을 기울이지 않는가? 이와 마찬가지로 눈의 노화도 자신이 어떻게 하느냐에 따라 진행을 멈출 수가 있다.

제2장에서 상세히 설명하겠지만, 노안은 나이 때문만이 아니라 눈의 혈류 부족 등 다양한 요인에 의해 진행된다. 나이가 드는 것은 멈출 수 없지만 스스로 노안의 원인을 개선하기만 해도 증상을 억제하거나 늦출 수는 있다.

👓 '근시는 유전'이라는 오해

'근시는 고칠 수 없다'고 생각하는 사람들은 '부모님이 근시였으니까 나도 근시인 건 어쩔 수가 없지'라며 유전 탓으로 돌리는 경향을 자주 보게 된다.

하지만 **근시를 유전 탓으로 돌리는 것은 옳지 않다.**

선척적인 유전성 질환은 발생빈도가 거의 정해져 있는데, 근시는 시대에 따라 발생빈도가 꽤나 다르다. 이는 바로 후천적인 환경이 원인이라는 증거다.

나는 자주 "유전이라서……"라고 말하는 환자에게 "그럼, 에도 시대로 거슬러 올라가 보면 그때의 조상들은 어땠을까요?"라고 묻는다. 쉽게 유전이라고 단정할 수는 없을 것이다.

일란성 쌍둥이들을 연구해보아도 환경이 다르면 육체에서 상당한 차이가 나타난다.

최근에 '후성유전학 Epigenetics'이라는, 스트레스 등의 어떠한 환경 요인이 유전자의 스위치를 켜거나 끈다는 개념이 이야기되고 있다. 즉 유전도 환경에 따라 좌우될 가능성이 있다는 말이다.

부모와 자식이 모두 근시라면 그것은 눈을 사용하는 환경이나 습관이 비슷하기 때문이다. 예를 들어 어두운 방에서 텔레비전을 보거나 밤을 새어 인터넷이나 게임을 하는 등 눈에 나쁜 습관을 가족들이 공유하고 있으면 다 같이 근시가 된다.

결국 눈을 사용하는 환경과 습관이 근시를 만들어내는 것이다.

거꾸로 말하면 눈을 바르게 사용하거나 눈에 좋은 환경을 기억하고 실천하면 가령 부모님이 두 분 다 극도의 근시일지라도 자식은 근시와 상관없이 좋은 시력을 갖고 살 수도 있다는 의미다.

'유전이니까'라며 포기할 것이 아니라 '근시는 나을 수 있다'고 생각하는 자세가 중요하다.

스스로 시력을 회복하고 노안을 모르고 사는 나

실제로 나도 스스로 시력을 회복시킨 경험이 있다.

중학생 때 안과에서 검사를 했는데 오른쪽 눈의 시력이 0.3 정도까지 떨어져 있었다. 그 결과를 보고 의사는 "안경을 맞추세요"

라고 했었다.

　하지만 당시 나는 안경처럼 번거로운 물건을 쓰고 싶지 않았기 때문에 의사의 말을 따르지 않았다. 그리고 누워서 책을 읽는 습관을 고치고 책상의 조명을 밝게 바꾸는 등 근시를 불러온 것으로 생각되는 문제점을 철저히 개선했다.

　그리고 눈운동을 계속했더니 시력이 회복되어 안경을 맞출 필요가 없어졌다.

　아마 일시적으로 초점 조절력이 떨어져 시력이 저하된 '가성근시'였기 때문에 스스로의 노력만으로도 근시로 진행되는 것을 막을 수 있었던 것 같다.

　성인이 되고 나서도 한때 시력이 0.1까지 떨어진 적이 있었는데, 역시 안경이나 콘택트렌즈는 맞추지 않고 몇 가지 시력 회복법을 집중적으로 실천했더니 다시 원래의 시력을 회복했다. 이후로 나안 시력은 오른쪽이 1.0, 왼쪽이 1.0이 조금 못 되는 정도이다. 안경이나 콘택트렌즈의 신세를 진 적이 없으며 곧 환갑이 되는 지금도 나는 노안이라는 것을 모르고 산다.

　중학생 때보다 현재의 시력이 더 좋아진 셈이다.

👓 가급적 나안으로 지내자

인간의 몸에는 스스로 낫고자 하는 '자연치유력'이 구비되어 있으므로 안경이나 콘택트렌즈에 의존하지 말고 그 힘을 백 퍼센트 발휘시키는 편이 좋다.

내가 환자에게 "시력검사 결과가 안 좋아도 급하게 안경을 맞추지 마세요"라고 권하는 것은 이런 스스로의 체험에 기인한다.

나는 근시가 심해지는 것을 방지하는 방법으로 환자에게 '나안 생활'을 권한다.

안경이나 콘택트렌즈를 맞췄다고 해도 나중에는 벗겠다는 생각으로 '필요할 때만 사용하고 상태가 괜찮을 때는 벗는' 방법을 추천한다.

이를 실천한 환자 중에 실제로 시력검사 수치가 올라가거나 이전보다 나안으로도 더 잘 보게 된 사람이 여럿 있다.

가벼운 근시일 경우 나안으로 지내다 보면 거의 하루 종일 나안으로 지낼 수 있다. 또 어느 정도 근시가 진행된 사람이더라도 더 이상의 진행을 막고 시력을 회복시킬 수 있다.

가급적 나안으로 지내고 이 책에서 소개하는 시력 회복법을 실천하면 그 효과가 높아질 것이다.

👓 인간은 정보의 80퍼센트를 눈을 통해 얻는다

눈은 귀, 코, 혀, 피부 등과 같이 '감각기'라고 불리는 기관에 속한다.

감각기는 외부에서 오는 자극을 느끼기 위해 필요하며 대표적인 자극이 시각, 청각, 후각, 미각, 촉각이라는 '오감'이다.

이 중에서도 특히 눈이 포착하는 시각이 중요한데, 인간이 외부에서 입수하는 정보의 약 80퍼센트는 눈을 통해 얻어진다고 한다.

요컨대 눈의 기능이 떨어졌을 때 일상생활에 주는 영향은 상상 이상으로 크니, 평소 눈 건강을 관리하는 데 충분한 주의를 기울여야 한다.

👓 '눈이 사물을 보는 메커니즘'을 알아두자

눈 건강을 유지하기 위해 알아두어야 할 것이 눈이 사물을 보는 메커니즘이다.

우선 안구의 가장 표면에 위치한 **각막**에서 외부의 빛이 들어오면 **홍채**라는 부분에서 빛의 입구인 **동공**의 크기를 변화시켜 빛의 양을 조절한다.

그리고 **모양체**라는 근육이 **수정체**의 두께를 조정하고 빛을 굴절시켜 초점을 맞춘다.

그러면 안구 안쪽의 **망막**에서 상이 맺히고 시신경이 그것을 읽음으로써 사물이 보인다.

카메라에 빗대면 각막과 수정체가 렌즈, 모양체가 초점을 맞추는 오토 포커스, 홍채가 조리개, 망막은 필름의 역할을 한다.

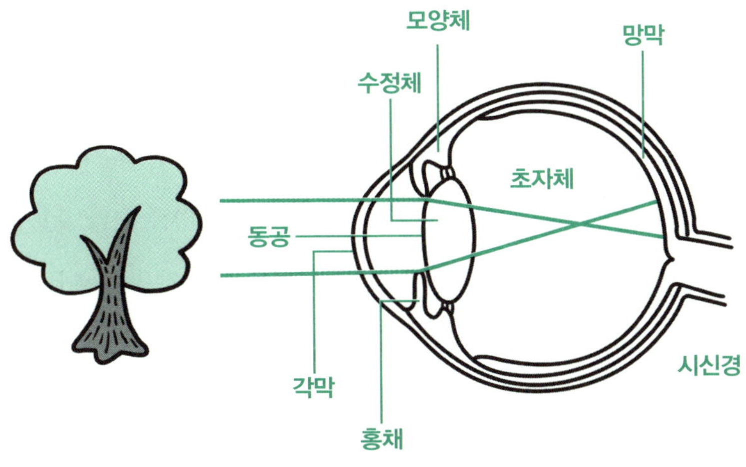

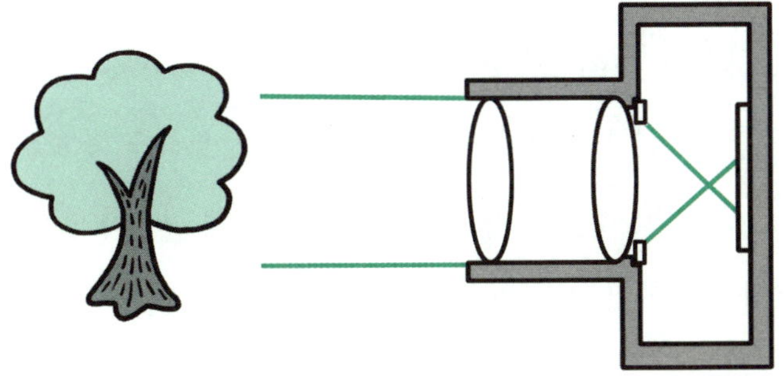

| 눈의 구조 |

눈은 고성능 오토 포커스 카메라와 같은 구조로 되어 있다. 각막과 수정체가 렌즈, 모양체가 초점을 맞추는 오토 포커스, 홍채가 조리개, 망막은 필름에 해당한다.

👓 사물이 보이는 것은 눈과 뇌의 연계 플레이

사물이 바르게 보이는 것은 눈의 구조 때문만은 아니다. 사물이 바르게 보이는 데 깊이 연관되는 또 다른 곳이 바로 뇌다. 눈 자체는 어디까지나 자극을 느끼는 감각기이므로 그것을 정보로 인식하려면 어떠한 처리가 필요하다.

그 처리를 하는 역할을 바로 뇌가 맡고 있다.

눈에 들어온 빛은 망막에서 상을 맺지만 이때 망막에 비친 상은 실제의 상과는 상하좌우가 반대로 되어 있다. 그 상황을 바르게 수정하는 것이 바로 뇌다.

망막에서 빛의 정보는 전기신호로 변환되어 시신경을 통해 뇌로 보내지고, 이때 비로소 외부세계의 사물을 바르게 인식하게 된다.

눈을 뇌의 일부라고 해도 과언이 아닐 만큼 눈과 뇌는 깊은 관계를 갖고 있다.

근시와 원시가 되는 메커니즘

근시가 되는 원리도 알아두자.

사물을 볼 때는 눈의 카메라 기능이 백 퍼센트 작동한다. 우리는 오감으로 받아들이는 정보의 80퍼센트를 눈을 통해 얻으므로 쉴 새 없이 움직이고 있다고 보면 된다.

과거에 근시는 일반적으로 초등학생, 중학생부터 고등학생 때까지의 성장기에 진행되었다. 하지만 지금은 사회인이 된 후에 근시가 진행되는 사람이 늘어나고 있다.

학생 때는 1.5의 시력을 가졌던 사람이 취직을 하고 난 후에는 시력이 0.1로 떨어지는 일이 너무나도 흔해졌다.

사회생활을 시작하면서 컴퓨터 작업을 할 기회가 늘어난 것이 큰 원인일 것이다.

본디 인간의 눈은 멀리 있는 사물을 보도록 만들어졌다. 하지만 현대의 생활에서는 컴퓨터나 태블릿, 스마트폰 등 가까이 있는 사물을 볼 기회가 급증했다.

가까이 초점을 맞추려면 눈 안에 위치한 수정체의 두께를 조정해야 하는데, 이때 안구 주위의 외안근과 안구 내측의 모양체근이 긴장된다.

장시간 컴퓨터 작업을 계속하면 이 근육들이 계속 긴장하여 근육 피로가 일어난다. 이 상태가 계속되고 눈 근육의 피로가 일정 수준을 넘어서면 모양체에서 만들어지는 '방수'라는 림프액의 양이 늘어나 새기 시작한다.

방수가 많아지면 안압이 올라가 각막이 앞으로 돌출되고, 각막의 곡면도 변형된다. 그러면 망막까지의 거리(눈의 축)가 길어져 들어온 빛이 망막의 앞쪽에서 초점을 맺는다.

그 결과 가까운 곳을 볼 때는 초점이 맞지만, 멀리서 오는 광선은 망막 앞에서 초점이 맺혀 먼 곳이 잘 보이지 않게 된다. 근시는 이러한 원리로 발생한다.

또 모양체가 긴장하면 '긴장하고 있다'는 정보가 삼차신경을 통해 뇌의 '뇌간(뇌줄기)'이라는 부분으로 전해진다.

삼차신경은 안면의 통증을 전달하는 신경이므로 뇌가 불쾌함을 느낄 수밖에 없다. 똑똑한 뇌는 이 불쾌함을 해소하려고 한다.

따라서 가까운 곳을 볼 때도 응시할 필요가 없는 눈, 즉 근시로 만든다. 똑똑한 뇌의 전략은 우리의 눈을 근시로 만듦으로써 성공한다.

이에 비해 원시는 각막의 뒤틀림이나 굴절력의 저하로 망막의 뒤에서 초점이 맺히는 상태로, 가까운 것이 잘 안 보인다.

그렇다고 먼 곳이 잘 보이느냐 하면 또 그렇지도 않다. 먼 곳도 가까운 곳도 초점이 잘 맞지 않는 것이 원시의 특징이다.

난시는 각막이 세로나 가로로 틀어지면서 빛이 바르게 굴절되지 못하고 초점이 맞지 않게 되어 여러 개의 상이 맺히는 상태를 말한다.

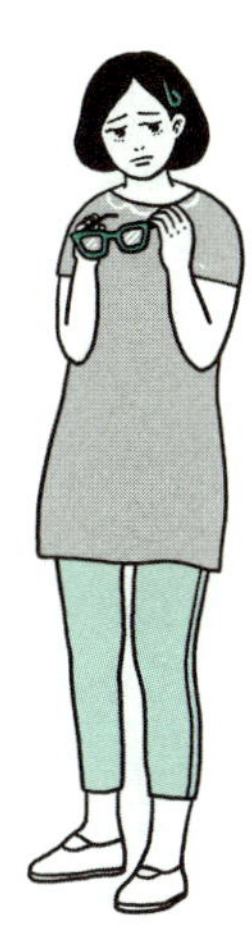

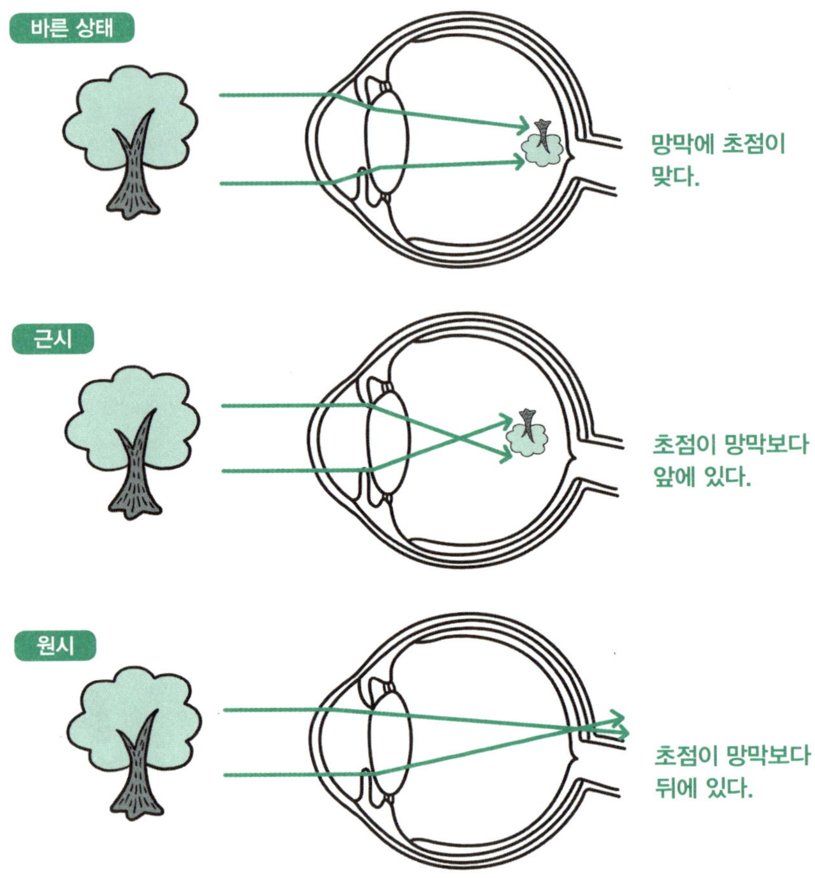

| 근시와 원시의 원리 |

각막과 수정체의 굴절률이 높고 빛의 초점이 망막보다 앞에서 맺혀 멀리 있는 것이 잘 안 보이게 되는 것이 근시다. 각막과 수정체의 굴절률이 낮고 빛의 초점이 망막보다 뒤에서 맺혀 가까이 있는 것도, 멀리 있는 것도 잘 안 보이는 것이 원시다.

👓 '시력'만이 전부는 아니다

근시와 원시의 원리를 소개했는데 여기서 알아두어야 할 점은 '건강한 눈'이란 검사를 통해 알 수 있는 시력의 좋고 나쁨만으로 판단해서는 안 된다는 사실이다.

'시력'이란 눈의 기능 중 하나이며, 그 이외에도 '얼마나 넓게 보이는가'라는 '시야'와 가깝고 먼 곳에 재빨리 초점을 맞추는 힘, 입체적으로 사물을 보는 힘 등도 '건강한 눈'의 조건이다.

이러한 조건을 만족하며 '눈이 가물거린다' '눈이 건조하다'는 등의 불편함이 없고 '눈으로 보고 있다'는 것을 전혀 의식하지 않고 살 수 있는 상태가 바로 '건강한 눈'이다.

내가 제창하는 시력 회복법은 이러한 상태의 눈을 만드는 것을 목표로 한다.

시력이 떨어졌다고 해서 당장 안경이나 콘택트렌즈에 의존하지 말고, 자가 관리를 통해 전체적인 의미의 '건강한 눈'을 회복하도록 하자.

혼베 선생님의 한마디

. . .

“하루 중 컨디션이 좋을 때는
안경을 벗고
나안으로 생활해보자!”

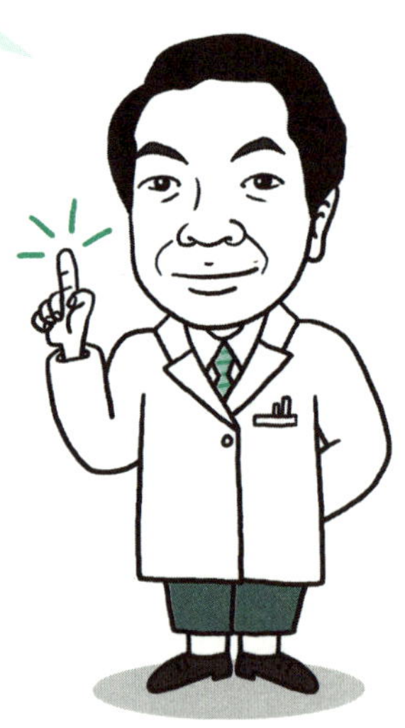

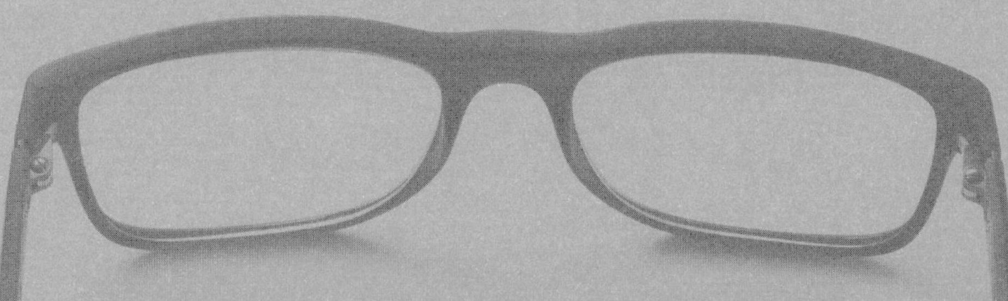

혈류를 개선하면
눈이 좋아진다

👓 눈의 건강은 온몸의 건강과 통한다

'시작하며'에서도 언급했지만 내가 생각하는 시력 회복법은 '눈을 온몸으로 진단'하는 것이 기본이다.

현재 나는 안과병원의 원장이지만 원래는 내과의였다.

하지만 몸이 아프면 약으로 억제하는 대증요법이 중심을 이루는 서양의학에 의문을 갖게 되면서 동양의학에 대해서도 공부를 하게 되었다.

서양의학은 몸을 각 기관별로 보기 때문에 안과와 이비인후과, 소화기과 등 기관별로 진료과가 나뉘며 각각 전문의가 있고 부분별로 나누어 병을 치료한다.

반면에 동양의학은 병을 온몸을 통해 파악하기 때문에 병이 일어난 원인을 찾아서 원인부터 치료하는 것이 특징이다.

동양의학에서는 눈의 병이라도 원인을 눈의 문제로만 국한해서 보지 않는다. 혈액순환이 나쁘거나 기의 흐름이 원활하지 않은 등 병을 일으킨 원인을 온몸에서 찾고 그 자체를 한약이나 침과 뜸, 양생을 통해 치료한다.

이러한 동양의학의 지식과 내과의사의 경험에 기초해 안과 의사가 된 지금도 눈의 병을 '온몸으로 진단'하려고 애쓴다.

눈의 병이 좀처럼 낫지 않는 환자의 경우 온몸에서 원인을 찾아 침 등을 이용하여 치료하는데, 생각보다 꽤 높은 효과를 발휘하는 경우가 있다.

눈의 병은 온몸을 통해 진단하고 치료하는 것이 중요하다.

👓 눈 건강을 악화시키는 '혈류 부족'

근시를 비롯한 눈의 증상과 관련성이 큰 신체적 문제는 '혈류 부족'이다.

현대인은 스트레스, 냉증, 식생활의 불균형 같은 다양한 이유로 혈류가 부족한 상태인 사람이 많다.

혈류가 악화되면 눈에 산소와 영양이 전달되지 못하니 시력이 떨어지고 눈에 질환이 생기기 쉽다.

어디 그뿐인가. 동맥경화와 같은 생활습관병의 원인이 되므로 원활한 혈류를 유지하는 것은 상당히 중요하다.

어째서 혈류가 눈에 이다지도 큰 영향을 주는 것일까?

우선 우리 몸에서 혈액이 어떤 기능을 하는지부터 알아보자.

👓 본디 눈은 혈류가 전달되기 어렵다

인간의 몸은 약 60조 개의 세포로 이루어져 있다.

눈에는 시세포, 뇌에는 신경세포 등의 세포가 모여 각 조직을 만들고 몸을 기능하게 한다.

그리고 각 세포에서는 활동에 필요한 에너지를 생성하고 몸에 필요한 단백질을 만들어내는 활동을 하며 신진대사를 반복한다.

이렇게 세포가 활동할 때나 오래된 세포가 새것으로 바뀔 때는 영양이 필요하며 동시에 노폐물도 배출되어야 한다. 이 영양 보급과 노폐물 배출을 혈액이 담당한다.

세포 주변에는 미세한 모세혈관이 퍼져 있는데, 혈액은 이 모세혈관을 통해 세포로 영양을 운반하고 노폐물을 받아들인다.

즉 혈액의 흐름이 원활하지 못하면 세포에 영양이 제대로 전달되지 못하는 데다 노폐물도 배출되기 어렵다는 뜻이다.

특히 눈에는 굵은 혈관이 아니라 가느다란 모세혈관이 자리하고 있다. 눈으로 가는 혈류는 이 가는 모세혈관이 맡고 있어서 눈이나 그 주위의 혈류량은 본디부터 미미하다. 게다가 눈은 심장에서 멀리 떨어져 있어 혈류가 도달하기 힘든 경향이 있다. 그러니 가령 컴퓨터 작업을 장시간 계속하거나 피로가 쌓이게 되면 근육의 유연성이 사라지는 등 사소한 일로도 금방 눈은 혈류 부족 상태가 되어버린다.

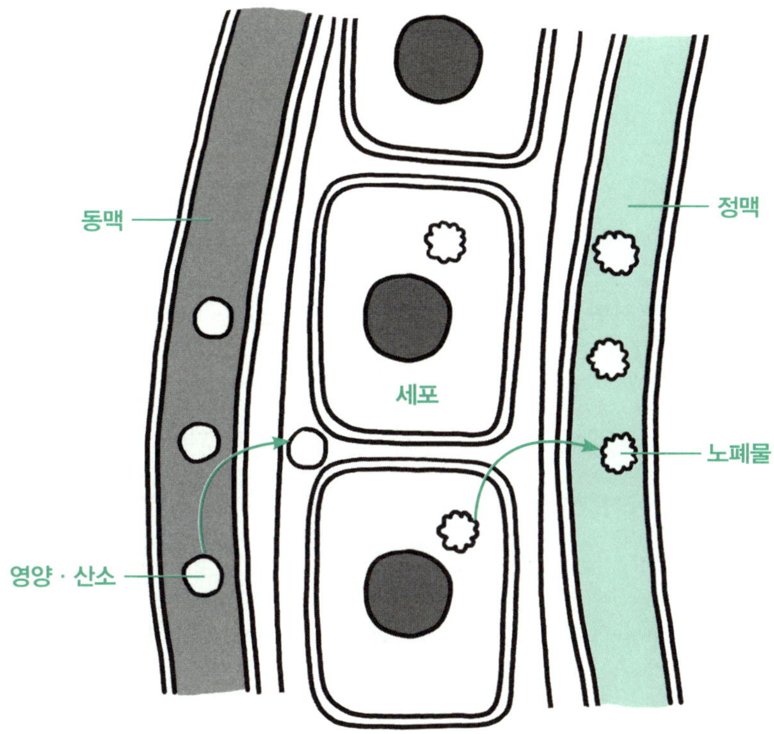

| 혈관의 구조 |

세포 주변에는 모세혈관이 퍼져 있으며, 그 속을 흐르는 혈액이 세포로 영양을 공급하고 세포로부터 노폐물을 받아온다.

👓 눈에 혈류가 부족하면 초점을 맞추기 힘들다

눈에 혈류가 부족하면 다양한 문제가 발생한다.

앞에서도 이야기했지만 초점을 맞출 때 중요한 기능을 하는 것이 **모양체**라는 부분이다. 모양체는 렌즈로 작용하는 수정체 주위에 붙어 있으며, 모양체근과 모양 소대라는 미세한 근육이 늘어나거나 수축되면서 수정체의 두께가 바뀐다.

가까운 곳을 바라볼 때는 모양체근이 긴장하면서 모양 소대는 이완되고 수정체는 두꺼워진다.

먼 곳을 바라볼 때는 모양체근이 이완되며 모양 소대는 수정체를 끌어당기고 그로 인해 수정체가 얇아진다.

이렇게 하여 가깝거나 먼 것에 초점이 맞춰지는 셈이다.

하지만 **컴퓨터 작업을 장시간 계속하면 오랫동안 모양체근이 긴장하게 된다.**

모양체에는 모세혈관이 지나가므로 모양체근이 계속 긴장할 경우에 혈류가 악화되고, 그 결과 초점이 잘 맞춰지지 않으며 근시나 원시를 촉진하게 되는 것이다.

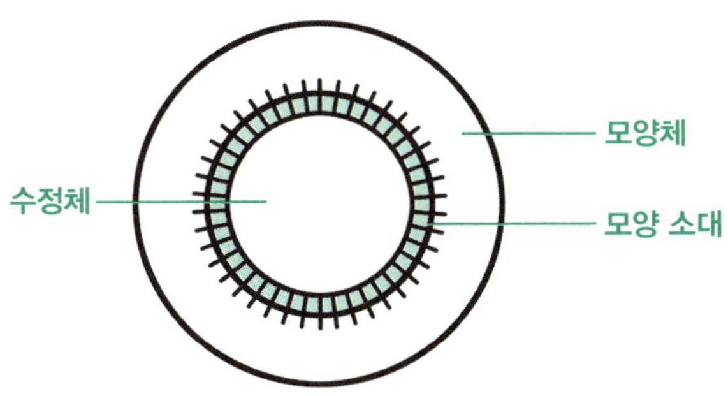

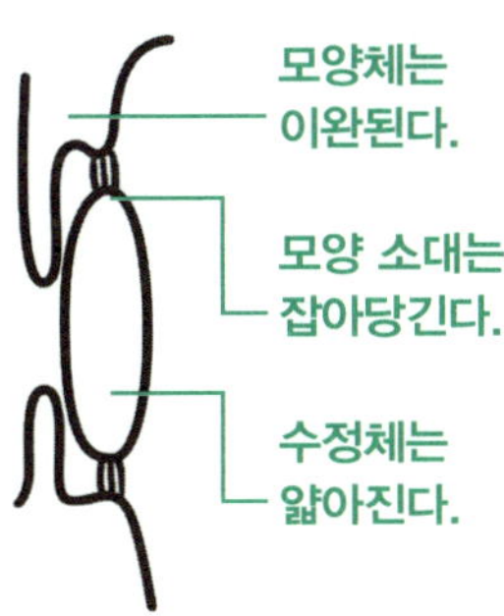

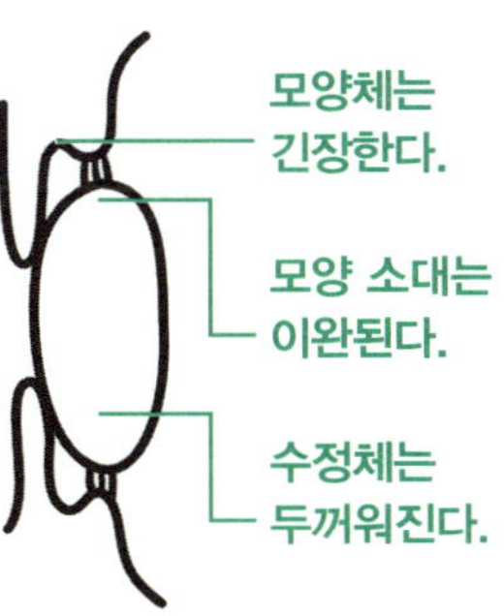

| 모양체근 |

먼 곳을 바라볼 때는 모양체근이 이완되고 모양 소대가 수정체를 잡아당겨 수정체가 얇아진다. 가까운 곳을 바라볼 때는 모양체근이 긴장하고 모양 소대는 이완되어 수정체가 두꺼워진다. 이러한 원리에 따라 먼 곳이든 가까운 곳이든 초점을 맞출 수 있다.

👓 백내장과 녹내장 등의 질병도 촉진하는 혈류 부족

모양체의 혈류가 악화되면 다른 문제도 발생한다.

각막이나 수정체에는 혈관이 지나지는 않지만, 모양체가 분비하는 '방수'라는 액체가 혈액을 대신해 각막이나 수정체에 산소와 영양을 운반하고 노폐물의 배출을 담당한다.

방수가 제대로 순환되지 않으면 수정체가 탁해져 백내장에 걸리기가 쉽다. 또 안압을 일정하게 유지할 수 없으니 녹내장의 발병 원인이 되기도 한다.

녹내장이란 높은 안압으로 인해 안구 안쪽의 시신경 다발이 압박을 받아 시야가 좁아지고, 최악의 경우에는 완전히 시력을 잃게 되는 질환이다.

참고로 많이 발생하는 정상 안압 녹내장도 혈액순환의 악화가 주요 원인 중 하나이다. 정상 안압 녹내장은 말 그대로 안압은 정상인데도 시야가 좁아지는 질환이다.

시신경에 영양을 전달하는 모세혈관의 흐름이 좋지 않아서 충분한 영양이 도달하지 못한 결과, 안압은 정상인데도 시신경이 압

력에 견디지 못해 결국 시야 장애가 발생한다는 것이다. 그 증거로 정상 안압 녹내장이 있는 환자 중에 극도의 냉증을 보이는 사람이 적지 않다고 한다. 체온도 보통 사람들보다 낮아서 평균체온이 35도대인 사람도 적지 않다는 것이다. 몸이 차갑다는 것은 혈류가 원활하지 않다는 뜻이므로 정상 안압 녹내장도 일어나기 쉽다는 논리다.

그 밖에 혈액이 탁해진 탓이라고 여겨지는 눈의 질환으로 노인성 황반변성을 들 수 있다.

노인성 황반변성은 망막 안쪽의 황반 부분이 붓거나 출혈을 일으켜 물체가 왜곡되어 보이거나 시야 장애가 생기는 병이다.

노인성 황반변성에 걸리는 데는 유전적인 요인도 있다. 하지만 동맥경화나 당뇨병 등 생활습관병과 마찬가지로 흡연이나 육류 중심의 식사 같은 생활습관으로 인해 혈액이 끈적거리게 된 것이 큰 원인이다. 말하자면 눈의 생활습관병인 셈이다.

망막의 뒤쪽에 있는 황반부는 물체를 볼 때 중심이 되는 부분으로 눈에서도 가장 혈류가 많은 곳이다. 이곳의 혈류가 맑고 순환이 잘되면 독소도 쌓이지 않고 원활하게 배출된다.

하지만 평소의 생활습관 때문에 혈액이 끈적거리거나 순환이 악화되면 황반부에 독소가 쌓이면서 노인성 황반변성을 일으키는 것이다.

이처럼 눈과 눈 주위의 혈류 부족은 근시와 원시뿐만 아니라 다양한 눈의 질환도 촉진시킨다.

👓 눈의 근육을 움직이지 않으면 혈류가 정체된다

눈 주위에 있는 작은 근육인 모양체근뿐만 아니라 안구의 큰 근육도 눈의 혈류와 큰 연관이 있다.

안구는 안구이동근(외안근)이라는 근육에 의해 지탱되고 움직일 수 있도록 되어 있다.

구체적으로 살펴보면 안구의 위아래에는 상직근과 하직근, 좌우에는 내직근과 외직근, 그리고 대각선 위아래에는 상사근과 하사근이 자리하고 있다. 이 여섯 근육으로 안구를 상하좌우로 움직이거나 빙글빙글 회전시킬 수 있는 것이다.

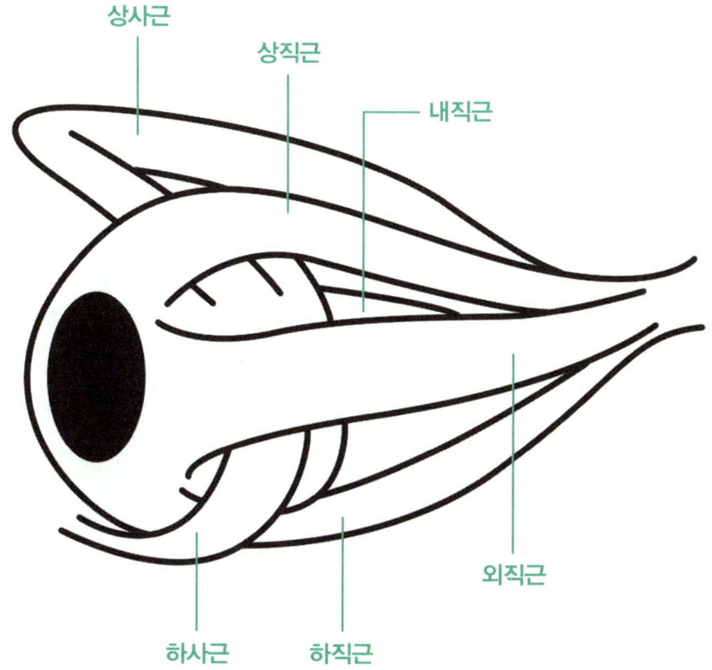

| 안구이동근 |

안구 주위에 있는 여섯 개의 근육이 안구이동근이다. 얼굴을 조금 기울이거나
움직이기만 해도 여섯 개의 근육이 동시에 움직이며 안구의 위치를 조정하고,
눈에 보이는 상도 흔들리지 않도록 조정한다.

하지만 컴퓨터 작업을 장시간 계속하거나 스마트폰을 오래 보는 경우에는 한곳만 응시한 채 안구를 움직이지 않으므로 이러한 근육들이 움직이지 않는다.

또 시력이 저하되면 필사적으로 한곳을 보려고 하여 시야가 좁아지기 쉬운데, 역시 안구의 움직임이 줄어들다 보니 자연히 안구이동근이 쇠약해진다.

이런 식으로 안구이동근의 움직임이 나빠지면 눈의 혈류도 악화되어버린다.

근육을 제대로 움직이려면 풍부한 혈액을 통해 제대로 산소와 영양을 받아들여야 한다. 혈류가 악화되면 근육의 움직임은 더 안 좋아지는 악순환에 빠지게 된다.

눈 주위를 지나는 모세혈관의 구석구석까지 혈액을 전달하고 눈을 바르게 움직이려면 의식적으로 눈을 움직이고 안구이동근을 단련하여 혈류를 풍부하게 유지하는 것이 중요하다.

👓 틀어진 목도 눈의 혈류 부족을 부른다

지금까지 이야기했듯이 눈의 건강에는 혈류가 깊이 연관되어 있다.

비단 눈과 눈 주위의 혈류에만 해당되지 않고 온몸의 혈류도 마찬가지인데, 특히 목의 혈류가 중요하다.

대개 눈의 피로가 심할 때는 어깨도 결리는 경우가 많다. 실제로 대부분 이 두 가지 현상이 동시에 일어난다. 엄밀히 말해 어깨뿐만 아니라 어깨에서 목까지 결리면 눈이 쉽게 피로를 느끼게 되는 것이다.

현대인은 업무상 책상에 앉아서 일하거나 컴퓨터를 이용한 작업이 많은데, 일하는 동안에 자신도 모르게 목만 앞으로 돌출된 자세로 있는 경우가 많다. 이런 자세가 계속되면 목뼈(경추)가 뒤틀리게 된다.

사람의 머리 무게는 성인의 경우 약 5킬로그램이나 된다. 5킬로그램짜리 쌀 포대를 들어보면 알겠지만 상당한 무게다. 경추는 이 상당한 무게를 항상 지탱하고 있다고 보면 된다.

다만 목은 본디 머리를 지탱하는 구조로 되어 있으므로 자세를 바르게 하고 있으면 특별히 문제가 되지는 않는다. 문제는 나쁜 자세를 취했을 때다.

목이 앞으로 튀어나온 자세가 계속되면 목의 근육이 긴장하고 경추에 불필요한 부담이 가해지게 된다. 그러면 경추가 뒤틀리거나 경추끼리 이어주는 인대가 뭉쳐버리기도 하는 등 몸의 여기저기에 안 좋은 증상을 초래하기 쉽다.

더욱이 경추에는 '척수'라는 중요한 신경 다발과 혈관이 지나며, 눈과 뇌로 혈액을 보내는 혈관도 연결되어 있다. 그러니 경추가 뒤틀리고 신경이나 혈관이 압박을 받으면 자연히 눈과 뇌로 가는 혈류가 줄어들고 그로 인해 시력 저하 및 눈의 질환을 초래하는 것이다.

목은 머리와 몸을 잇는 중요한 파이프이므로 이곳의 혈류가 막히면 눈뿐만 아니라 어깨와 등, 허리, 손발 등 온몸의 혈류가 악화되고 곳곳에 문제가 생긴다.

요컨대 평소에 자세에 신경을 쓰고 목과 어깨 주위는 늘 혈류가 좋은 상태로 만들어두어야 한다.

하루 종일 책상 앞에 앉아 컴퓨터 작업에 종사하는 사람은 늘 이코노미클래스증후군(심부정맥 혈전증. 장시간 좁은 의자에 같은 자세로 앉아 있은 탓에 발생)이 발병할 수 있는 상황에 있는 노출되어 있는 셈이다.

한 시간에 한 번 정도는 자리에서 일어나 스트레칭을 통해 혈류를 촉진해주자.

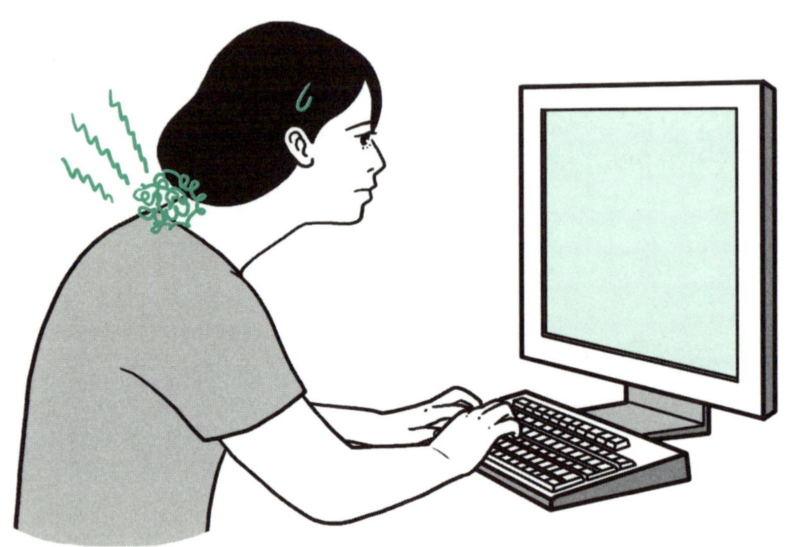

| 목이 앞으로 나온 거북목 자세 |

컴퓨터 작업에 집중하면 자기도 모르게 목을 앞
으로 돌출시킨 거북목이 되기 십상이다. 그러면
머리의 무게가 오롯이 목에 가해져 경추가 뒤틀
리고, 눈과 뇌의 혈류가 부족해지는 원인이 된다.

👓 온몸의 혈류 상태가 눈에도 영향을 준다

물론 몸 전체의 혈류도 눈의 건강에 큰 영향을 준다.

병원은 안과나 내과, 외과, 이비인후과, 산부인과, 비뇨기과 등등 부위별로 진료과가 나뉘어져 있지만 실제로 우리의 몸은 머리에서 손끝, 발끝까지 하나로 이어져 있으며 따로따로 존재하지 않는다.

혈액과 림프액은 모두 온몸을 순환하며 근육과 뼈도 이어져 있으므로, 어느 한 곳에서 문제가 생기면 그 영향은 온몸으로 퍼질 수밖에 없다.

온몸의 혈류가 좋지 않으면 눈의 혈류도 당연히 악화된다. 즉 눈을 건강하게 만들고 싶으면 온몸의 상태를 정비해야 하는 게 옳다.

👓 스트레스 역시 눈의 혈류를 부족하게 만드는 원인

인간의 몸에는 자율신경이라는 신경이 있다. 이는 내장을 움직이거나 혈액의 흐름을 조절하듯이 자신의 의지와 관계없이 신체의 기능을 조절하는 신경이다.

자율신경에는 교감신경과 부교감신경이 있다.

교감신경은 뇌와 몸을 활발히 움직이는 상태로 만드는 신경으로, 해가 뜨면서부터 저녁 무렵까지 우위에서 작용한다.

한편 부교감신경은 뇌와 몸을 이완상태로 만드는 신경으로, 밤부터 새벽까지 우위에 있다.

두 신경이 상황에 맞게 시소처럼 작용함으로써 몸과 마음의 건강이 유지된다.

이것을 눈의 기능에 적용해보자.

교감신경의 작용이 우위에 서면 ❶동공이 커진다. ❷눈물의 양이 적어진다. ❸혈관이 수축된다(가늘어진다). ❹혈압이 높아진다. 등의 현상이 일어난다.

부교감신경이 우위에 서면 ❶동공이 작아진다. ❷눈물의 양이

늘어난다. ❸혈관이 확장된다. ❹혈압이 낮아진다. 등의 현상이
일어난다.

즉 교감신경이 우위에 있을 때는 혈관이 수축되므로 영양과 산
소, 체온이 온몸으로 전달되기 어렵다.

업무나 인간관계 등 다양한 이유로 스트레스가 생기면 교감신
경이 과도하게 우위인 상태가 계속된다. 그러면 늘 혈관이 좁아
져 혈류가 악화되고 당연히 눈의 혈류도 나빠지게 되는 결과를
초래한다.

스트레스가 쌓였을 때 눈이 상당히 뻑뻑하고 피로하며 시력이 급
격히 저하하는 느낌을 받은 적이 있는가? 이것은 바로 위와 같은
이유 때문이다.

혈류 부족을 방지하기 위해서라도 스트레스가 쌓이지 않도록
잘 관리하며 스트레스를 바로바로 해소하는 방법을 찾아야 할 것
이다.

그 밖에 평소의 생활 속에서 별 뜻 없이 하는 행동들이 혈류를 악화시키기도 하니 주의가 필요하다.

혈류를 악화시키는 큰 원인 중 하나는 운동 부족이다.

현대사회에서는 책상 앞에 앉아서 일하거나 컴퓨터로 작업을 하는 등 몸을 움직이지 않는 일이 많다 보니 필연적으로 혈류가 악화되기 쉽다.

평소에 운동을 하며 적극적으로 몸을 움직이는 습관을 가지면 좋지만, 운동 습관이 없는 상태에서는 업무 이외의 시간에라도 몸을 움직이지 않으면 혈류는 점점 더 나빠질 수밖에 없다. 온몸의 혈류가 좋지 않으면 눈의 가느다란 모세혈관의 혈류량도 당연히 줄어든다.

격심한 운동을 할 필요까지는 없다. 엘리베이터나 에스컬레이터 대신에 계단을 이용하거나, 걸을 때 보폭을 조금 크게 하는 등 조금만 노력하면 충분하니 몸을 움직이는 습관을 길러보자.

또 몸의 냉증도 혈류를 악화시키는 원인이다. 냉방을 한 실내에

장시간 머물거나 차가운 것을 너무 많이 먹고 얇은 옷을 입고 지내는 습관이 계속되면 몸이 차가워진다.

그러면 몸은 혈관을 가늘게 만들어 체온을 유지하려고 하여 혈류가 악화되고 결국 몸이 점점 차가워지는 악순환에 빠지게 되니 주의하자.

그 밖에 **식생활의 불균형**도 혈류가 나빠지는 원인 중 하나다.

기름진 음식을 너무 많이 섭취하면 혈액 속에 중성지방이 늘어나 혈액이 끈적거리게 되고 원활히 순환되기 어렵다. 혈액을 맑게 만드는 작용을 하는 항산화 성분이 풍부한 채소의 섭취가 부족한 식생활도 혈액을 끈적거리게 만든다.

이러한 생활습관을 가진 사람은 혈류가 정체되기 쉬우니 개선하려는 노력이 중요하다.

혼배 선생님의 한마디

. . .

"출퇴근 시간에
엘리베이터나 에스컬레이터를 이용하지
않겠다고 결심하자!"

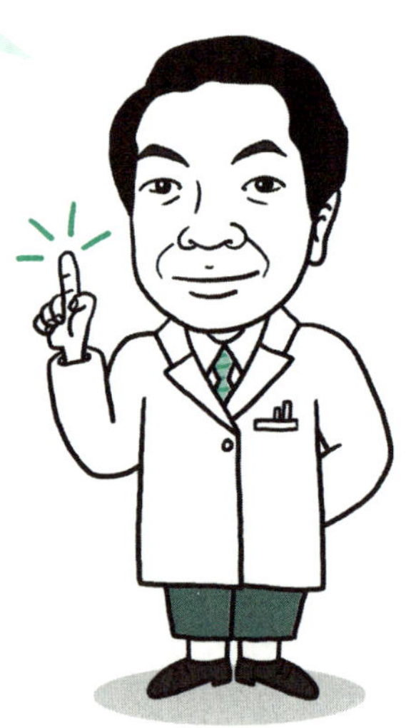

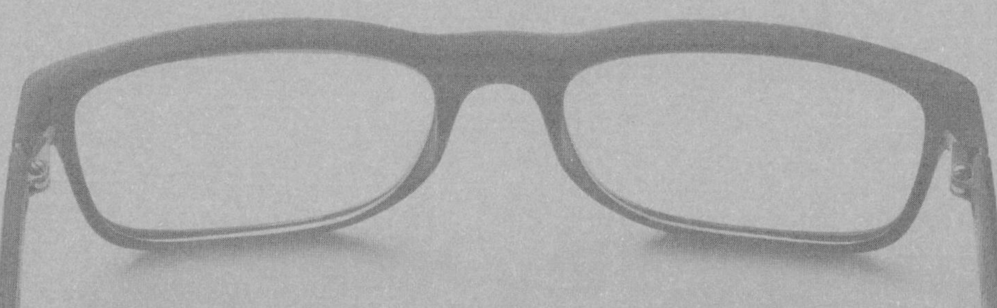

시력
개선 스트레칭

👓 네 가지 단계로 시력을 개선!

여기서부터는 눈의 혈류를 원활히 하고 시력을 개선하는 방법의 실천 편이다. 언제 어디서든 손쉽게 할 수 있고 혈류 개선에 효과적인 방법을 네 가지 단계로 나누어 소개하겠다.

1단계는 눈을 따뜻하게 하는 '파밍'이다. 2단계는 눈 주위 경혈 등을 자극하는 '아이 마사지', 3단계는 눈과 목을 동시에 움직여 혈류를 개선하는 '시력 개선 스트레칭', 4단계는 눈 주위의 혈행 촉진에 효과적인 '손가락 마사지'다.

이 네 가지 단계의 방법들을 모두 매일 실천하는 것이 가장 좋지만 시간이 없을 때는 어느 하나만 해도 된다. 컴퓨터 작업을 하는 틈틈이 조금씩 해보길 권한다.

눈의 혈류를 재빨리 향상시킬 수 있는 방법이 눈의 파밍이다.

컴퓨터를 오래 보고 있으면 눈의 근육이 긴장되어 눈과 눈 주위가 혈행 불량에 빠진다.

이럴 때 눈에 손을 대면 손이 따뜻하게 느껴지는 반면 눈이 서늘하게 느껴질 텐데, 눈이 혈행 불량에 빠져 차가워져 있기 때문이다.

눈의 혈행 불량을 개선하려면 눈을 따뜻하게 하는 것이 제일 좋은 방법이므로 파밍을 추천한다.

손바닥(팜)으로 눈을 감싸면 되니 손쉽고도 누구나 가지고 있는 천연의 핸드파워를 잘 이용해 눈의 혈류를 개선하는 방법이다.

기공치료는 손에서 나오는 기와 에너지를 이용해 몸을 치유하는데, 특별한 사람에게만 있는 능력이 아니라 모든 사람의 손에서 기와 에너지가 나온다.

방법이 정말 간단하고 손을 비벼 따뜻하게 만든 후 눈을 덮어주기만 하면 된다.

기와 에너지를 눈으로 보내기만 해도 순환이 잘되고 눈의 긴장이 풀리며 피로가 해소된다.

눈을 따뜻하게 하는 것은 눈의 문제를 개선하는 데 효과적이어서 병원에서는 원적외선 온열치료기를 이용하기도 한다.

안저출혈로 고생하던 환자가 레이저 치료를 해도 효과가 없었는데, 눈에 원적외선을 쬐었더니 증상이 현저히 호전된 예도 있다. 아마도 눈의 혈류가 좋아졌기 때문일 것이다.

반대로 눈이 피로할 때면 차가운 수건을 대고 식히는 사람이 있는데, 이것은 역효과를 불러오니 주의하자. 수건을 댄 순간은 시원할지 모르지만 눈이 차가워지면서 혈행은 악화된다.

이전에 노안이 온 환자 중에 눈을 차갑게 만드는 아이 필로우를 사용하는 분이 있었는데, 눈의 조절력이 떨어져 초점이 맞지 않았다.

눈은 차갑게 하는 것보다는 따뜻하게 하기를 권한다.

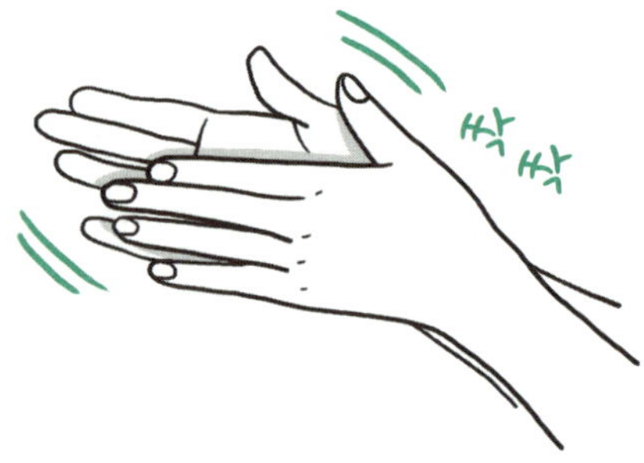

1 | 좌우의 손바닥을 열 번 정도 비벼서 따뜻하게 만든다.

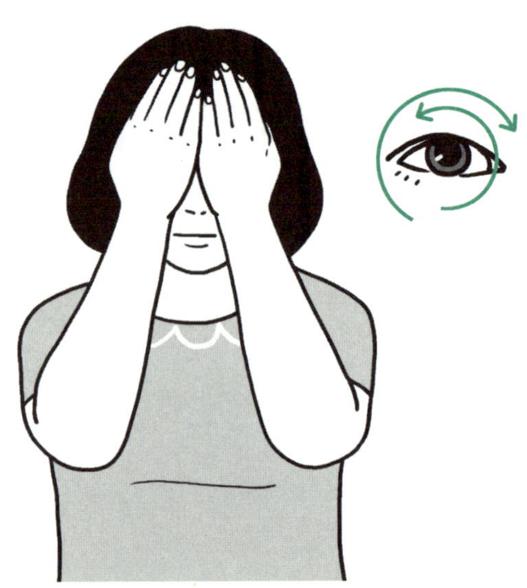

2 | 따뜻해진 손바닥으로 눈꺼풀을 덮는다. 눈을 뜬 채로 시선을 상하좌우로 움직이거나 회전 시켜보자. 이 동작을 15초 정도 계속한다.

다음으로 눈 주위의 경혈을 자극하고 마사지를 하면 된다.

눈 주위에는 많은 경혈이 모여 있고, 경혈을 이어주는 에너지의 길, 경락도 집중되어 있다. 특히 눈의 문제에 효과적인 경혈이 많은데 이것들을 눌러서 자극하기만 해도 증상의 개선을 기대할 수 있다.

다음에서 주요 경혈을 살펴보자.

- **찬죽** : 눈썹의 안쪽에서 눈 위 뼈 가장자리의 조금 패인 곳에 있다. 눈이 피로할 때나 흐릿하게 보일 때 외에도 시력 저하의 회복, 눈병 예방, 노안 개선에 효과가 있다.
- **어요** : 눈썹의 중앙, 검은자위의 바로 위에 있다. 근시나 난시, 노안, 백내장의 개선 등에 좋다.
- **태양** : 음식물을 입에 넣고 씹으면 움직이는 곳의 아래쪽 조금 우묵한 부분에 있다. 눈의 피로 개선, 눈병 예방, 흐릿하게 보이는 눈에 효과적이다.

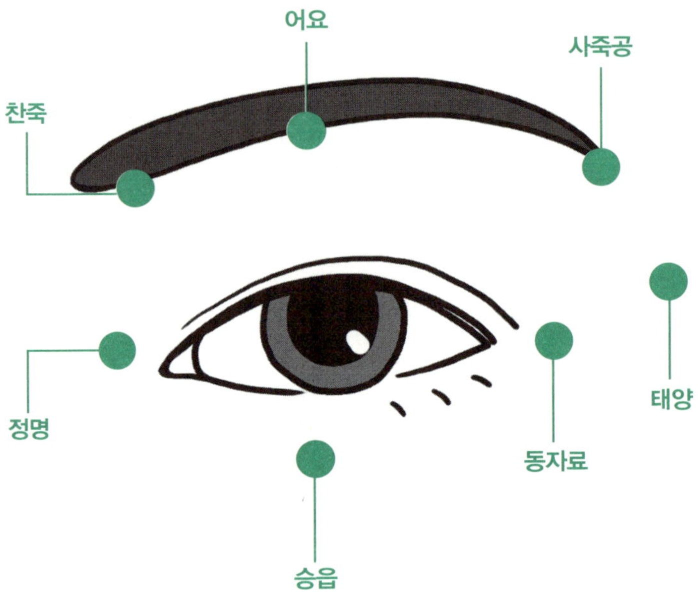

| 눈의 경혈 위치 |

눈 주위에는 눈의 문제 개선에 효과적인 경혈이 집중되어 있다. 손가락 끝의 아랫부분으로 아프면서도 시원하게 느껴지는 세기로 눌러주기만 해도 효과를 얻을 수 있다. 일을 하는 틈틈이 눌러주자.

- **동자료 :** 눈꼬리에서 엄지손가락 하나 만큼 바깥쪽에 있다. 눈의 피로, 시력 개선, 눈병 예방에 효과적이다.

- **정명 :** 눈머리 가까운 곳의 우묵한 곳, 코뿌리의 옆에 있다. 눈의 피로 외에 근시 등의 굴절이상 및 안구건조증의 개선, 눈병 예방 등에도 효과적이다.

- **승읍 :** 검은자위 바로 아래의 뼈 가장자리에 있다. 눈의 피로를 비롯해 근시와 원시, 난시 등의 굴절이상 개선, 백내장과 녹내장 등의 눈병 예방에도 좋다.

- **사죽공 :** 눈썹꼬리의 우묵한 곳에 있다. 안정피로, 시력 회복에 효과적이다.

경혈을 자극할 때는 손가락 끝의 아랫부분으로 아프면서도 시원할 정도의 세기로 누르면 된다. 일하는 틈틈이 눈의 피로를 느낄 때 자극하면 기분전환도 되고 시야가 깨끗해지는 기분을 느낄 수 있다.

눈의 경혈은 '간'의 경락과 이어져 있으므로, 눈의 경혈을 자극하면 간 기능이 향상되는 효과도 기대할 수 있다.

참고로 내가 운영하는 병원에서는 경혈에 침을 꽂고 극히 소량의 혈액을 사출시켜 몸의 기와 혈액의 흐름을 바로잡는 '자락(刺絡)' 요법을 사용하기도 한다. 눈에 문제가 있는 환자의 발에서 간에 해당하는 경혈에 침을 꽂아 피를 뽑으면 대개의 경우 시야가 놀라울 만큼 깨끗해지면서 잘 보이게 된다.

이처럼 경혈을 이용한 접근법은 높은 효과를 발휘한다.

경혈 자극에 더해 실시하면 더욱 효과가 향상되는 시력 회복법이 바로 '아이 마사지'다.

눈 위 뼈의 가장자리를 따라 생긴 선과 눈썹 위의 선, 눈 아래의 뼈 가장자리를 따라 생긴 선 등 세 선을 5밀리미터 간격 정도로 여덟 군데로 나누고 각각 세 번씩 눌러준다.

눈의 피로와 안구건조증의 해소 외에도 심신의 이완 효과, 피부미용 효과도 나타난다.

눈의 경혈을 전부 기억하기가 어려운 사람은 아이 마사지만 실천해도 된다.

단, 눈 주위의 피부는 매우 얇고 섬세하므로 경혈을 누를 때나 마사지를 할 때 너무 힘을 주거나 비비지 않도록 주의하자.

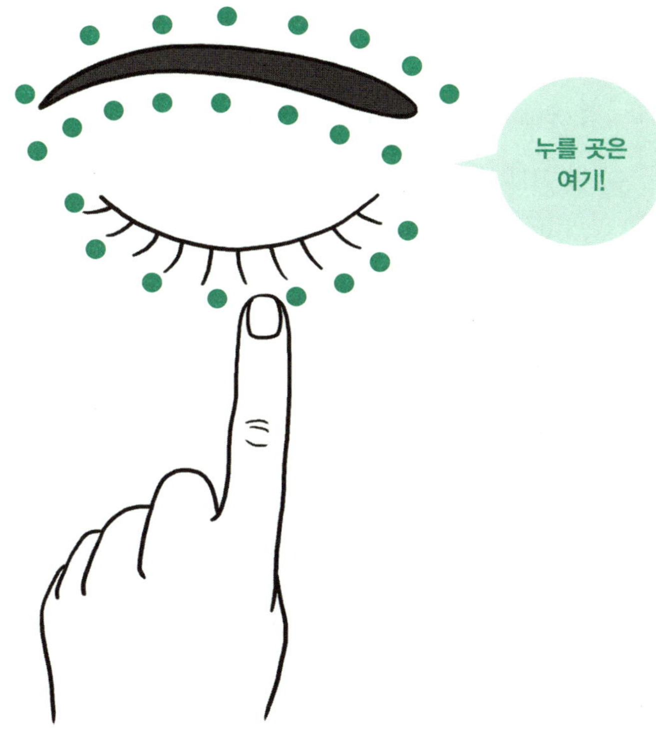

1 안구 위 뼈의 가장자리를 눈머리부터 눈꼬리까지 여덟 곳으로 나누어 엄지 아랫부분으로 눌러 올리듯 3번씩 눌러준다.

2 다음으로 안구 아래 뼈의 가장자리를 눈머리부터 눈꼬리까지 여덟 곳으로 나누어 검지 아랫부분으로 3번씩 눌러준다.

3 마지막으로 눈썹 위의 선을 눈썹머리부터 눈썹꼬리까지 여덟 곳으로 나누어 엄지 아랫부분으로 눌러 올리듯 3번씩 눌러준다.

환자에게 권하고 나 자신도 오랫동안 계속하고 있는 시력 회복법 중에 '아이 넥 체조'라는 체조가 있다.

말 그대로 눈(아이), 목(넥)에 효과적인 체조다.

이번에는 '아이 넥 체조'를 업그레이드한 '시력 개선 스트레칭'을 소개하고자 한다.

제2장에서 이야기했듯이 눈과 깊은 관계에 있는 신체 부분이 목이다.

오랜 컴퓨터 작업 등으로 목을 앞으로 돌출시킨 자세가 습관이 되면 경추에 부담이 가서 목이 뒤틀리고 근육이 긴장한다.

그런 상태를 개선하는 데 효과적인 방법이 '시력 개선 스트레칭'이다.

목을 비틀면서 눈을 움직이는 '시력 개선 스트레칭'은 경직된 목의 근육을 풀어주고 뒤틀린 경추를 원래의 바른 위치로 되돌리는 효과가 있다.

경추가 바른 위치로 되돌아오면 목에서 눈, 뇌로 이어지는 혈관속의 흐름이 좋아지므로 수정체의 신진대사가 촉진되고 망막과 시신경의 혈류도 원활해진다.

즉 시력의 개선 및 눈의 피로 개선, 눈의 노화방지, 안구건조증과 눈의 충혈 개선 등 폭넓은 효과를 기대할 수 있다.

또 눈의 신진대사가 활발해지면 백내장을 예방하는 데도 도움이 된다.

어디 그뿐인가. 방수의 교체가 원활해지므로 안압의 상승이 억제되어 녹내장 예방으로도 이어진다.

잘못된 자세로 인해 만성적인 목과 어깨 결림으로 고민하는 사람들에게도 추천한다.

목을 비틀면서 눈을 움직이면 되므로 컴퓨터 작업이나 사무 업무를 하는 틈틈이 실천할 수 있으니 반드시 습관화하기를 권한다. 꾸준히 실천하면 장래에 눈의 질병이 발생할 위험이 줄어든다.

업그레이드되기 전의 '아이 넥 체조'를 실천한 사람들 중에서 시력이 좋아진 환자도 있다.

취직을 한 이후로 시력이 떨어져 오른쪽 눈이 0.2, 왼쪽 눈이 0.5였던 남성이 아이 넥 체조를 했더니 석 달 뒤에 각각 0.6, 0.7로 회복된 사례도 있다.

또 양쪽 눈 모두 시력이 0.3으로 콘택트렌즈를 사용하던 30대 남성은 안구건조증 때문에 아이 넥 체조를 시작했다. 매일 체조를 하면서 가급적 나안으로 지내려고 노력한 결과, 한 달 후의 시력검사에서는 0.4, 8개월 후에는 오른쪽 눈이 0.7, 왼쪽 눈은 0.5로 시력이 차츰 회복되었다. 그 후 운전면허 갱신 때도 안경을 끼지 않고 갱신하게 되었다.

이처럼 꾸준히 실천하면 확실히 시력이 개선되는 체조인 만큼 업그레이드된 '시력 회복 스트레칭'을 시작한다면 더 좋은 효과를 기대할 수 있을 것이다.

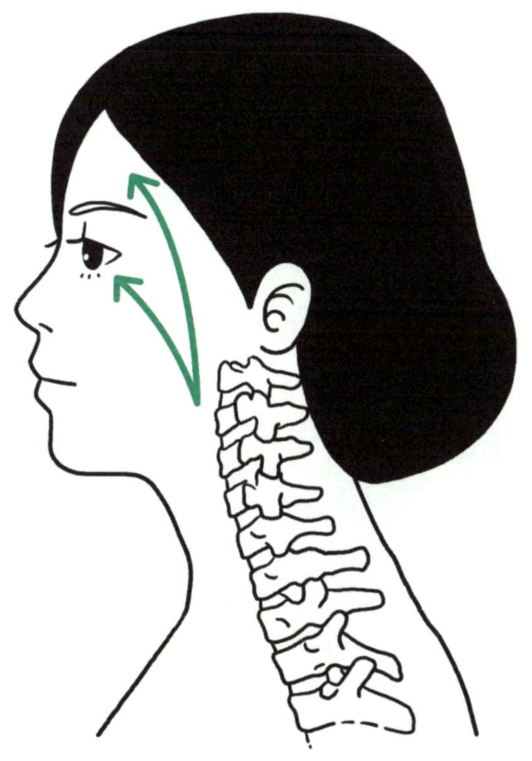

| 경추와 눈의 관계 |

목뼈(경추)가 뒤틀리면 눈이나 뇌로 가는 혈류가
악화되어 근시가 진행되기 쉽다. 시력 개선 스트
레칭을 하면 경추의 뒤틀림이 원래의 자리를 찾
고 혈류가 원활해진다.

● 시력 개선 스트레칭 방법

❶ 기본자세

의자에 앉아서 해도 되며 선 자세라도 괜찮다. 정면을 똑바로 보고 자세를 바르게 한 후, 등이 펴진 것을 의식하도록 하자. 이것이 기본자세다.

❷ 목을 오른쪽으로 비틀고, 얼굴과 눈을 오른쪽으로

코로 숨을 내쉬면서 천천히 목을 오른쪽으로 비틀고, 얼굴과 눈이 가급적 오른쪽을 바라보도록 한다. 목을 비틀기만 하는 것이 아니라 눈도 제대로 얼굴이 향한 방향으로 움직이는 것이 포인트다. 가능한 데까지 비틀었다면 코로 숨을 들이쉬면서 ❶의 기본자세로 돌아온다.

❸ 목을 왼쪽으로 비틀고, 얼굴과 눈을 왼쪽으로

코로 숨을 내쉬면서 천천히 목을 왼쪽으로 비틀고, 얼굴과 눈이 가급적 왼쪽을 바라보도록 한다. 가능한 데까지 비틀었다면 코로 숨을 들이쉬면서 ❶의 기본자세로 돌아온다.

❹ 얼굴과 눈을 가급적 아래로

코로 숨을 내쉬면서 얼굴과 눈이 가급적 아래로 향하게 한다.

❺ 얼굴과 눈을 가급적 위로

❹의 상태에서 어깨의 위치는 그대로 두고 코로 숨을 들이쉬면서 얼굴과 눈이 가급적 위로 향하게 한다. 코로 숨을 내쉬면서 ❶의 기본자세로 돌아온다.

❻ 목과 눈을 크게 오른쪽으로 돌린다

일단 숨을 들이쉬었다가 내쉬면서 목을 크게 오른쪽으로 돌린다. 이때 목이 움직이는 방향으로 눈도 크게 움직인다. 호흡을 하면서 3회 돌린다.

❼ 목과 눈을 왼쪽으로 돌린다

일단 숨을 들이쉬었다가 내쉬면서 이번에는 목을 크게 왼쪽으로 돌린다. 마찬가지로 목이 움직이는 방향으로 눈도 크게 움직인다.

3회 돌리면 된다.

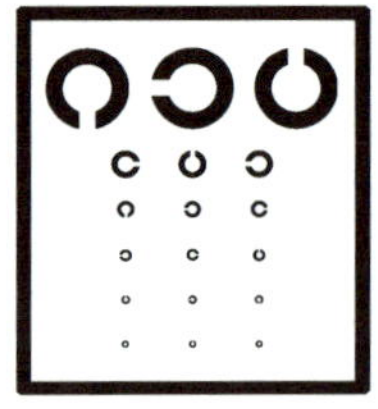

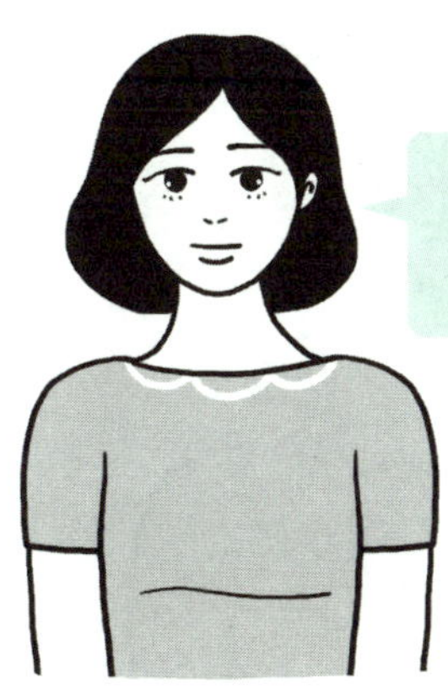

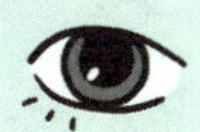

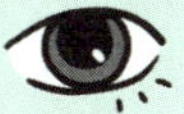

1 | 기본자세

눈은 똑바로 정면을 본다.
등이 곧게 펴진 것을 의식한다.

POINT 얼굴과 눈을 가급적
오른쪽으로 향하게 한다.

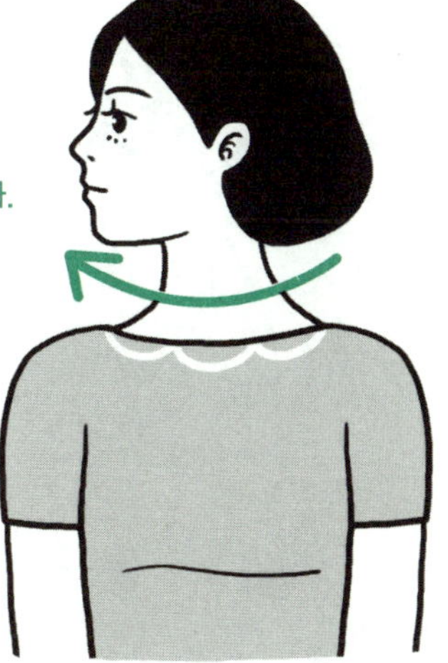

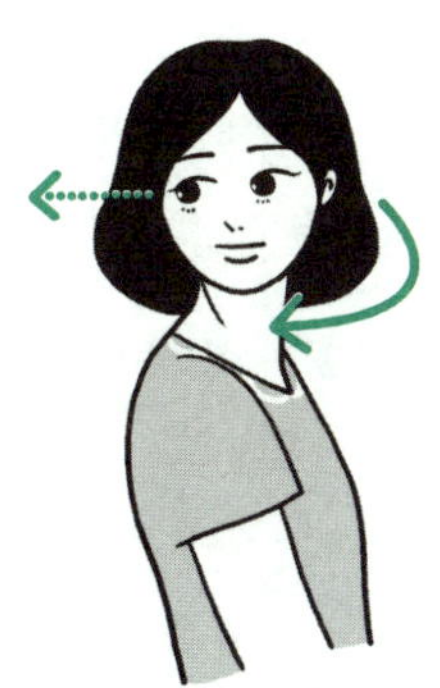

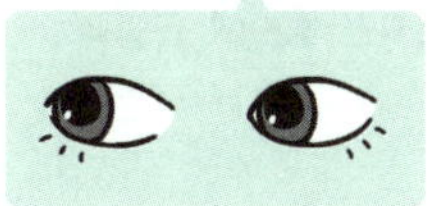

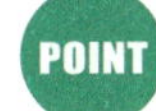

2 | 목을 오른쪽으로 비틀고, 얼굴과 눈을 오른쪽으로

코로 숨을 내쉬면서 목과 얼굴을 오른쪽으로 비틀고, 눈
이 가급적 오른쪽을 바라보도록 한다. 가능한 데까지 비
틀었다면 코로 숨을 들이쉬면서 1로 돌아온다.

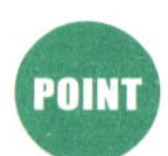

얼굴과 눈을 가급적
왼쪽으로 향하게 한다.

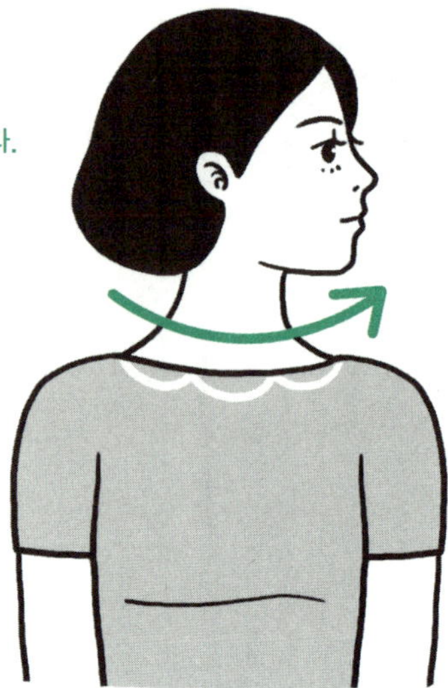

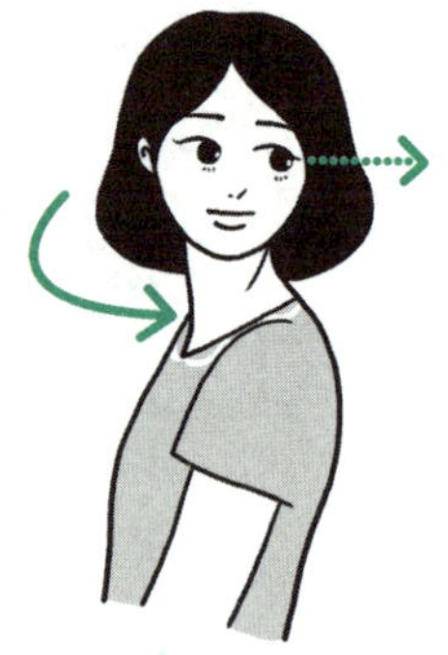

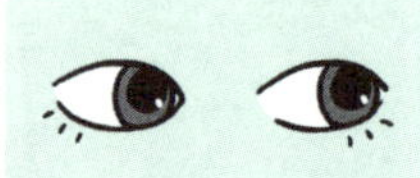

3 | **목을 왼쪽으로 비틀고, 얼굴과 눈을 왼쪽으로**

코로 숨을 내쉬면서 천천히 목과 얼굴을 왼쪽으로
비틀고, 눈도 가급적 왼쪽을 바라보도록 한다. 가
능한 데까지 비틀었다면 코로 숨을 들이쉬면서 1로
돌아온다.

처음에는 호흡은 크게 의식하지 않아도 되니, 점차 익숙해지면 호흡에 신경을
쓰면서 실천하자.

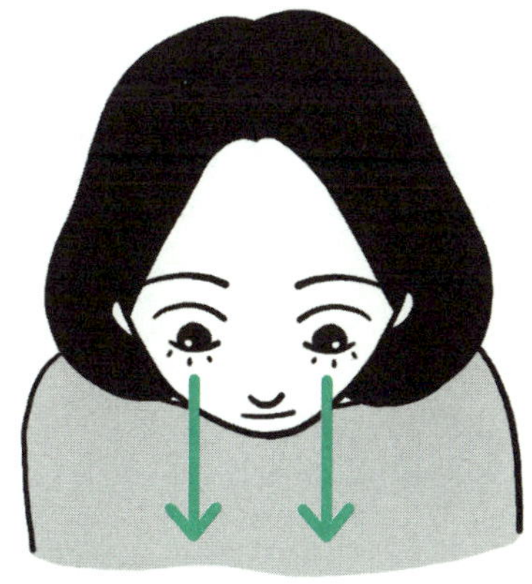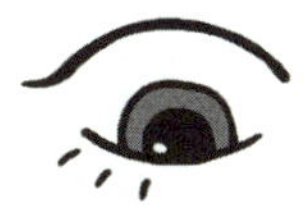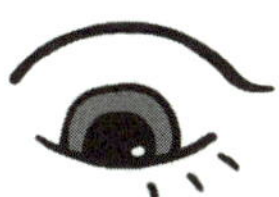

얼굴과 눈을 가급적
오른쪽으로 향하게 한다.

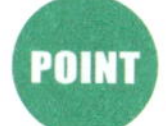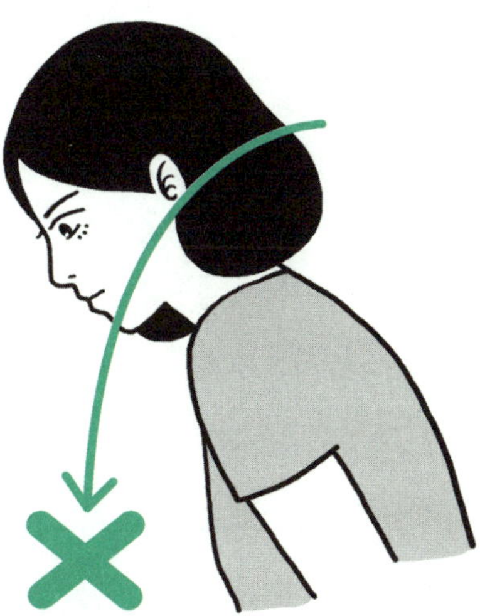

ㄴ 얼굴과 눈을 가급적 아래로

코로 숨을 내쉬면서 얼굴과 눈이 가급적 아래로 향하게
한다. 상반신 전체를 앞으로 숙이면 목에 효과가 없다.
등을 편 채로 목만 앞으로 숙여야 한다.

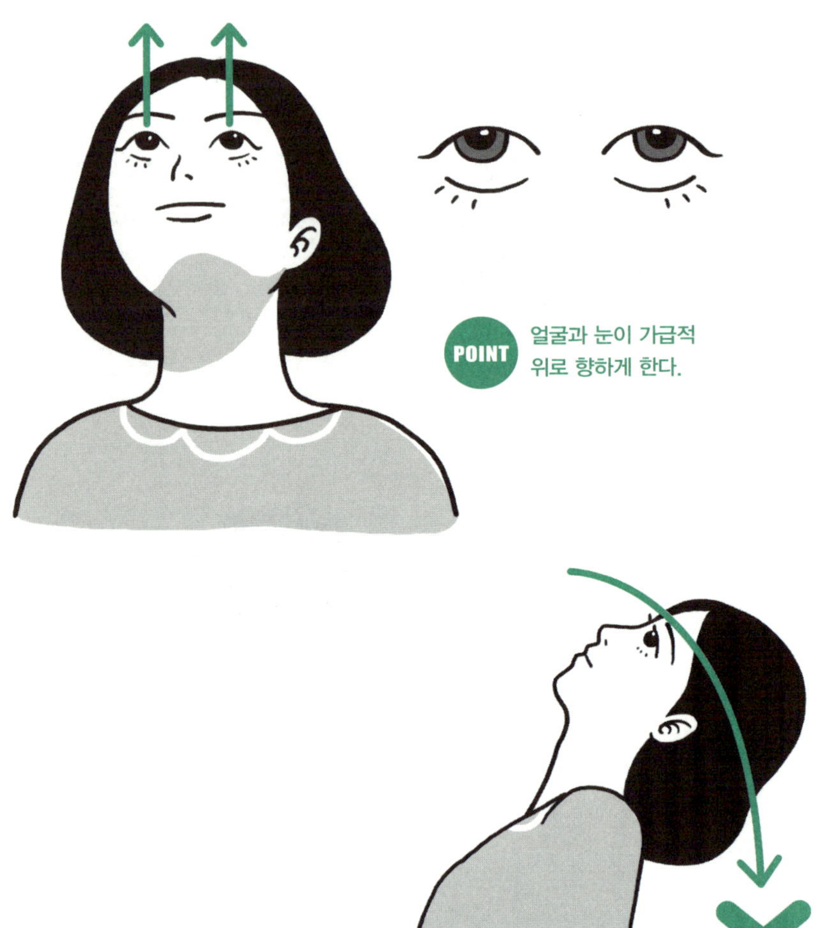

5 | 얼굴과 눈을 가급적 위로

코로 숨을 들이쉬면서 얼굴과 눈이 가급적 위로 향하게 한다. 허리에서 몸을 젖혀
위를 보면 목과 눈에 효과가 없다. 목만 젖혀서 얼굴과 눈이 위를 향하도록 한다.

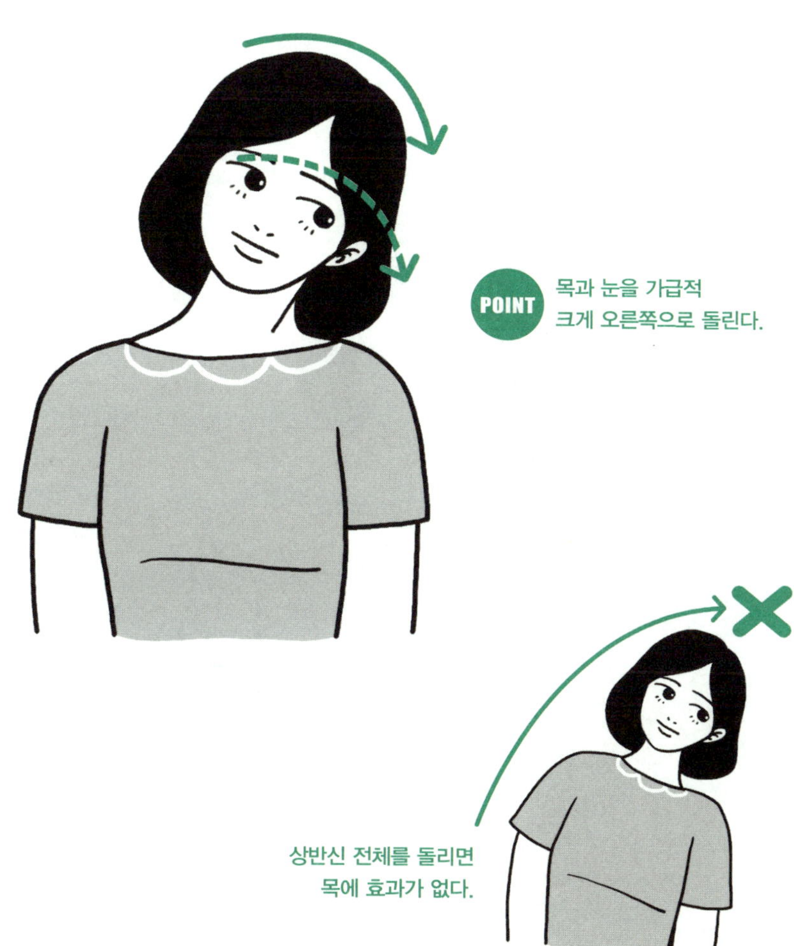

6 목과 눈을 크게 오른쪽으로 돌린다

일단 숨을 들이쉬었다가 내쉬면서 목을 크게
오른쪽으로 돌리며 목이 움직이는 방향으로
눈도 크게 움직인다. 3회 돌린다.

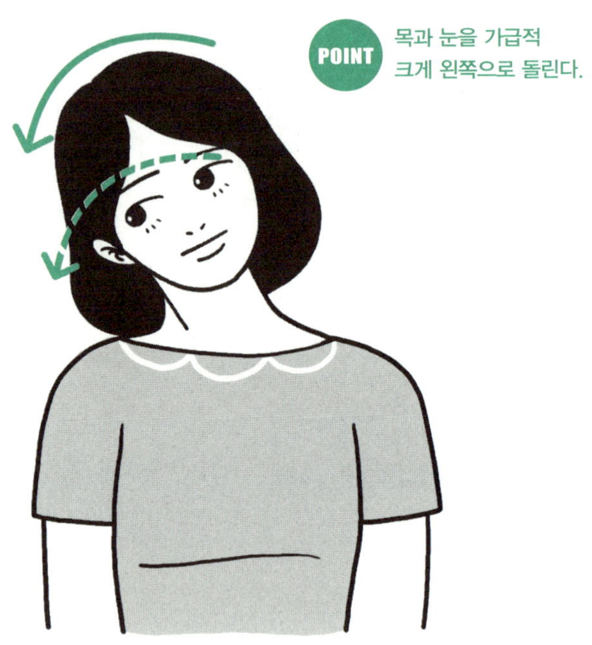

7 | 목과 눈을 왼쪽으로 돌린다

일단 숨을 들이쉬었다가 내쉬면서 목을 크게 왼쪽으로 돌리며
목이 움직이는 방향으로 눈도 크게 움직인다. 3회 돌린다.

시력 회복 스트레칭 실천 POINT

- 틈틈이 하루에 6~10회 실천하기를 추천한다.

- 하나하나의 동작은 반동을 주지 말고 천천히 실시한다. 반동을 주면 목의 근육이 다칠 수 있으니 주의한다.

- 호흡은 코로 내쉬고 코로 들이쉰다.

- 자세를 바르게 한 후, 온몸의 힘을 빼고 실시한다.

- 컴퓨터 작업이나 사무 업무를 장시간 계속한 경우에는 반드시 실시한다.

손가락에도 눈의 문제 개선에 효과적인 경혈이 있다.

사실 손은 인간의 온몸을 투영하고 있다. 손바닥의 가운뎃손가락 끝부분이 얼굴에 해당되고, 그 아래가 목과 기관지 및 폐이며, 손가락 뿌리 부분이 심장에 해당된다. 그리고 손바닥 전체에는 위와 장 등의 내장이 퍼져 있다. 이것이 각각의 기관에 대응하는 경혈이다. 예를 들면 변비 증상이 있을 때는 손바닥의 중심부에 있는 장의 경혈을 자극하면 증상이 개선된다.

그러니 안정피로나 시력 저하, 안구건조증 등 다양한 눈의 문제를 개선하고 싶다면 가운뎃손가락 아랫부분을 얼굴이라고 생각했을 때 눈에 해당되는 부분을 반대쪽 손으로 눌러주면 좋다. 이 경혈 자극을 통해 눈의 혈류가 좋아지고 증상의 개선 효과를 기대할 수 있다.

왼손의 가운뎃손가락은 왼쪽 눈에 대응하며 오른손의 가운뎃손가락은 오른쪽 눈에 대응한다.

손의 경혈은 전철에서도 누를 수 있으며 언제 어디서든 손쉽게 가능하니 꾸준히 실천해보자.

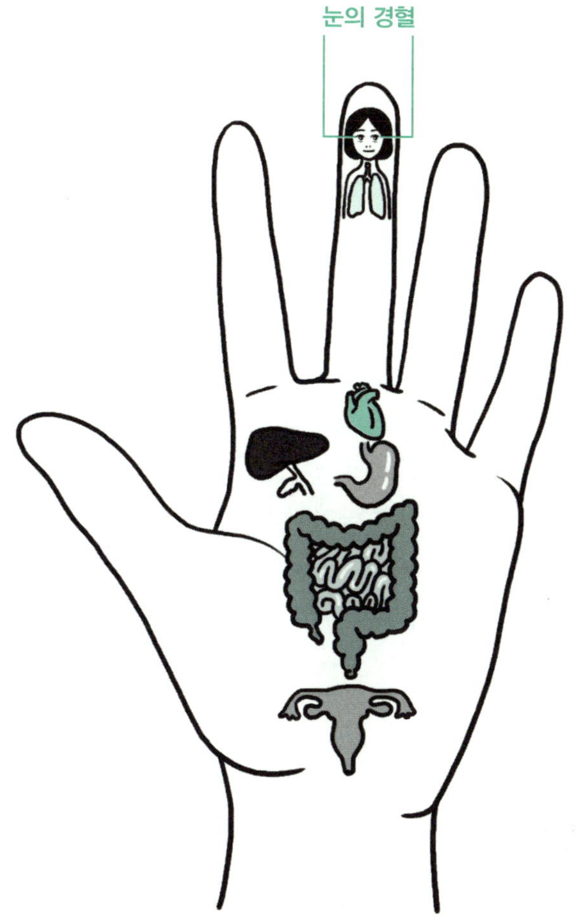

혼베 선생님의 한마디

. . .

"시력 개선 스트레칭은
언제 어디서든 할 수 있다는 것이 장점!
생각날 때마다 실천하자!"

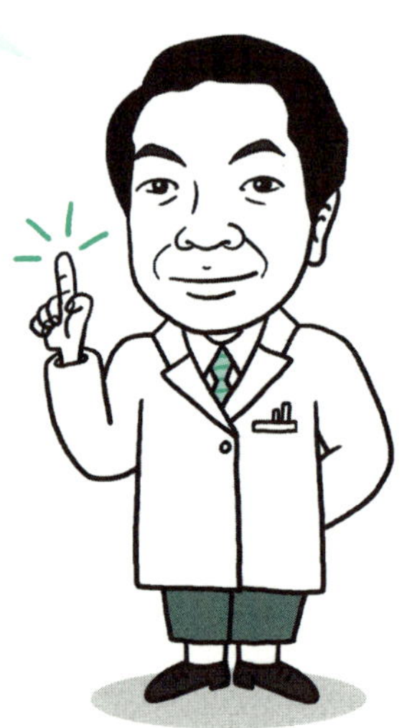

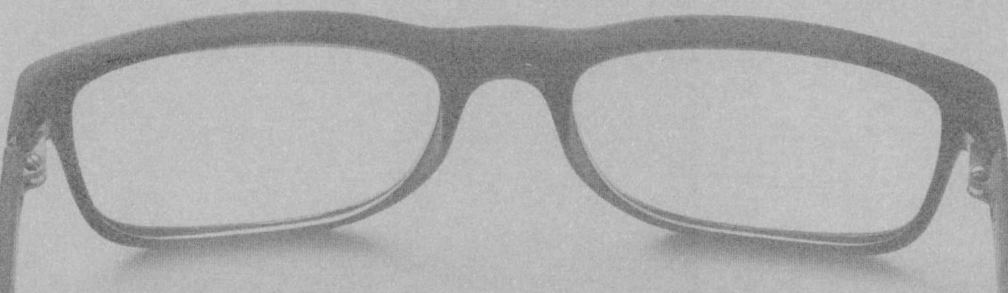

온몸의 혈류를
향상시키는 방법

👓 눈의 혈류 향상에는 몸 전체의 혈류 개선이 필수

제2장에서 이야기했듯이 눈은 몸의 일부이므로 몸 전체의 혈류가 정체되어 있으면 당연히 눈의 혈류도 좋을 수가 없다. 그러니 제3장의 눈에 직접적으로 효과가 나타나는 방법 외에도 앞으로 소개할 전신의 혈류 개선 방법을 병행하여 실천하면 효과는 더욱 높아진다.

온몸의 혈류를 효율적으로 향상시키는 데는 역시 운동만큼 효과적인 방법이 없다.

운동이 부족하면 근육이 굳어져 혈액을 눌러서 보내는 힘이 약해지는데, 운동으로 근육을 단련하면 그 힘이 세어져 혈액순환이 원활해진다.

그렇다고 해서 격렬한 운동을 할 필요는 없다.

심박 수가 과도하게 상승하는 격한 운동은 눈 질환의 원인이 되는 활성산소를 증가시키고 노화를 진행시킨다.

내가 환자들에게 추천하는 운동은 '손 흔들기 운동'과 '슬로우 스쿼트'다.

두 운동은 간단한 동작만으로 몸 전체의 혈액순환을 돕는다.

운동을 전혀 하지 않는 사람이나 체력에 자신이 없는 사람은 '손 흔들기 운동'부터 시작하자.

몸을 움직이는 데 익숙해지면 조금씩 레벨을 높여 '슬로우 스쿼트'를 하면 된다.

또 요통이나 무릎 통증 등 어떤 이유로 인해 몸을 제대로 움직이지 못하는 사람은 선골이나 단전을 따뜻하게 하는 **'선골 & 단전 마사지'**를 하자. 이 마사지만으로도 전신의 혈류는 충분히 향상될 수 있다.

상세한 방법은 다음 페이지에서 알아보자.

🔎 몸 전체의 혈류를 활성화하는 '손 흔들기 운동'

'손 흔들기 운동'은 기공법의 하나로 '솨이소우(甩手)'라고 불린다. '솨이소우'는 중국어로 '손을 흔들다, 내젓다'는 뜻으로 기공교실 등에서는 준비운동으로 이용한다.

방법은 서서 손을 흔들기만 하면 된다.

지극히 간단한 동작이지만 온몸의 힘을 키우고 혈액을 순환시키는 데 상당히 효과적이다.

온몸이 따뜻해지면 눈의 혈류량도 늘어나고 시력 회복에도 좋은 효과를 기대할 수 있다.

일본에 태극권을 전파한 요 메이지(楊名時) 씨의 기공에 대한 책을 읽어보면 거의 실명상태인 사람에게 손 흔들기를 권했더니 3년 후에는 앞이 보이게 되었다고 기록된 바 있다.

3년 동안 손 흔들기를 지속한 끈기가 좋은 결실을 맺은 것이다. 무슨 일이든 꾸준히 지속하는 것은 상당히 중요하다.

'손 흔들기 운동'은 여성에게 특히 많은 '손의 냉증' 해소에 효과적이기도 하다.

하루 중 언제 해도 상관없지만, 입욕 후에 몸이 따뜻해졌을 때 실시하면 이완 효과가 높아지고 수면의 질도 향상된다.

실제로 운동이 부족하고 냉증으로 고생하던 환자 중에 목욕을 한 후에 '손 흔들기 운동'을 계속 꾸준히 했더니 손끝이 따뜻해지면서 잠도 잘 오고, 한 달 정도 만에 시력이 개선되었다는 분도 있었다.

처음에는 하루에 10분을 목표로 삼고 해보고, 익숙해지면 서서히 시간을 늘려 30분 정도 실시하는 것이 가장 좋다. 따로 시간을 내기 힘들다면 항상 텔레비전을 보면서 습관적으로 해보는 것도 괜찮다.

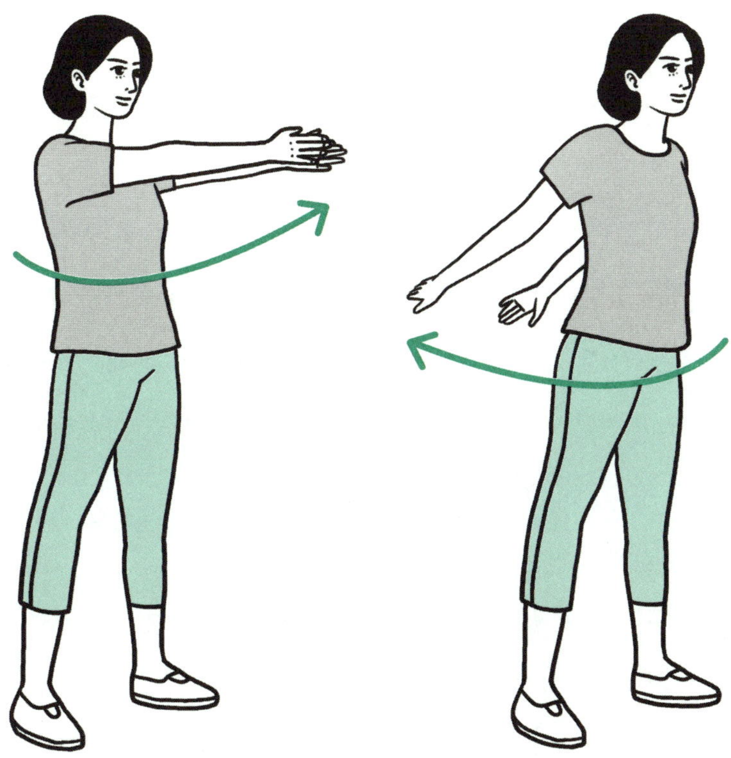

1 다리를 어깨 너비만큼 벌리고 서서 좌우의 발끝을 나란히 하고, 무릎을 가볍게 구부린다. 어깨의 힘을 빼고 편안한 자세로 양팔을 앞으로 내밀어 배꼽 높이 정도까지 올린다.

2 앞으로 내민 팔을 중력에 맡긴 채 휙 뒤로 흔든다. 다음으로 1과 같은 요령으로 팔을 앞으로 되돌린다. 1, 2의 팔을 흔드는 동작을 10분 정도 계속하자. 1분에 50번 정도의 속도로 실시하는 것이 가장 좋다.

심장으로 전달된 혈액을 되돌리는 힘을 높이는 '슬로우 스쿼트'

하반신의 혈류를 원활히 하는 효과가 높은 운동이 '슬로우 스쿼트'다.

하반신은 온몸의 혈류를 개선하는 데 중요한 열쇠를 쥔 부분이다.

혈액은 심장이 펌프 역할을 하여 온몸에 구석구석까지 운반된다. 온몸의 세포로 혈액이 전달되면 모세혈관을 통해 영양소를 조직으로 전달하고 조직에서 노폐물을 받아 정맥을 경유해 다시 심장으로 돌아온다.

이때 근육이 중요한 작용을 한다.

정맥에는 동맥의 심장처럼 펌프 역할을 하는 부분이 없어서 근육이 수축을 통해 혈액을 심장으로 밀어 보낸다.

그래서 근육이 약하면 혈액을 밀어 보내기가 어려워지고 혈류가 악화되는 것이다.

특히 심장에서 가장 먼 다리는 중력의 영향으로 혈액이 정체되기 쉽다.

다리 근육이 단련되어 있으면 근육이 잘 수축하면서 혈액이 원활하게 심장으로 밀려가지만, 근육이 약하면 혈액을 밀어 보내지 못하고 정체된다.

다리 부종이나 냉증이 생기는 것도 그러한 까닭이다.

요컨대 온몸의 혈류를 향상시키기 위해서는 다리 근육의 강화는 필수적이다.

'슬로우 스쿼트'는 허벅지 근육, 엉덩이 근육, 몸통의 내부 근육을 단련하는 효과가 높아서 다리에 정체된 혈액을 심장으로 밀어 올리는 힘이 강해지고, 전신의 혈행을 개선하는 데는 가히 놀라운 효과를 보인다.

매일 습관적으로 하면 대사 활동도 좋아지고 살도 잘 찌지 않는 체질로 바뀐다.

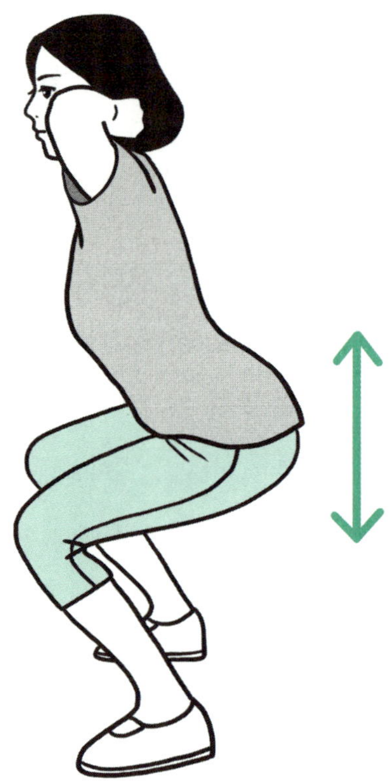

다리를 어깨 너비 정도로 벌리고 서서 두 손을 머리 뒤
에서 깍지를 낀다. 다섯까지 세며 천천히 무릎을 굽히는
데, 90도 정도까지 굽혔다면 다시 다섯을 세며 천천히
원래대로 돌아온다. 이것을 5회 실시한다.

∂∂ 냉한 체질을 개선하는 '선골 & 단전 마사지'

운동에 능하지 못한 사람이라도 손쉽게 온몸의 혈류를 원활히 하는 방법이 '선골 & 단전 마사지'다.

현대인은 차가운 식품의 과잉섭취와 냉방된 실내에서 지내는 시간이 많은 등 다양한 이유로 몸이 차가운 사람이 많다.

몸이 차가우면 혈관을 좁혀 체온을 유지하려고 하기 때문에 혈류가 나빠진다. '냉증은 만병의 근원'이라고 하듯이 병에 걸리기 쉽고 눈 건강도 유지하기 어렵게 된다.

이런 상태를 개선할 수 있는 방법이 차가운 몸을 빨리 따뜻하게 만드는 '선골 & 단전 마사지'인데, 선골이나 단전 부분에 손난로를 붙여서 따뜻하게 해주면서 마사지를 하면 된다.

선골은 척추의 일부로 골반의 윗부분에 있는 역삼각형 뼈이다. 두꺼운 혈관과 림프절이 모이는 부분으로 이곳을 따뜻하게 하면 전신의 혈류 및 림프액의 흐름이 좋아진다.

단전은 배꼽에서 주먹 하나 정도 아래에 자리한 '생명 에너지를 관장하는 장소'라고도 불리는 부분이다. 두꺼운 동맥과 정맥이

지나는 부분이므로 이곳을 따뜻하게 하면 데워진 혈류가 온몸을 순환하게 된다.

선골과 단전을 따뜻하게 한 다음 손바닥으로 부드럽게 쓰다듬으면 된다.

냉증이 있는 사람은 특히 매일 습관처럼 실천하기를 권한다.

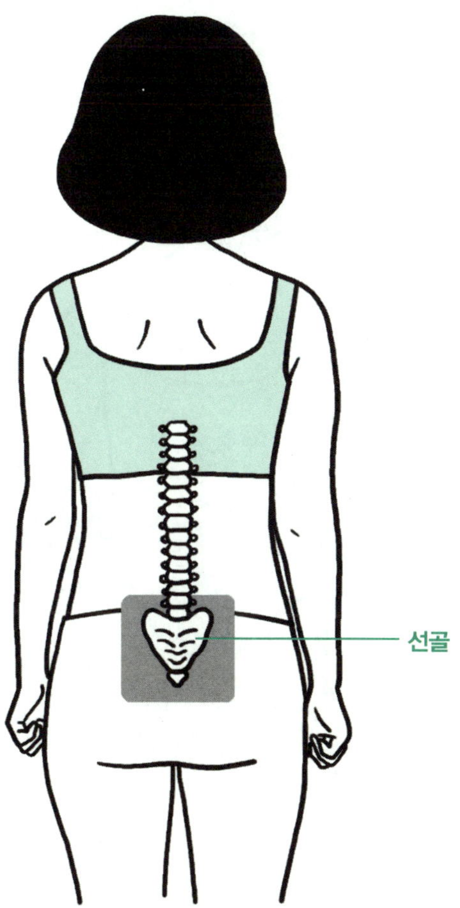

| 선골 |

척추의 일부로 골반의 윗부분에 위치하는 다섯
개의 추골의 집합체. 이곳에 손난로를 붙여서 따
뜻하게 한다.

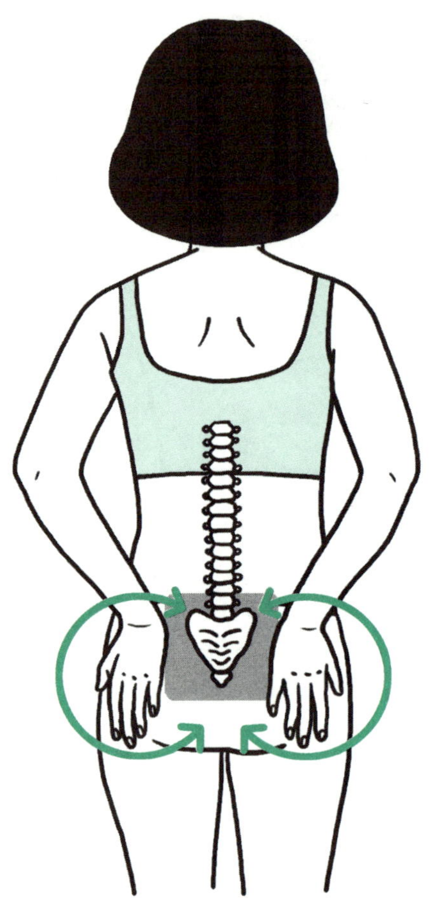

선골의 양옆을 손바닥으로 원을 그리듯이
천천히 가볍게 문지른다. 전신이 따뜻해질
때까지 실시한다.

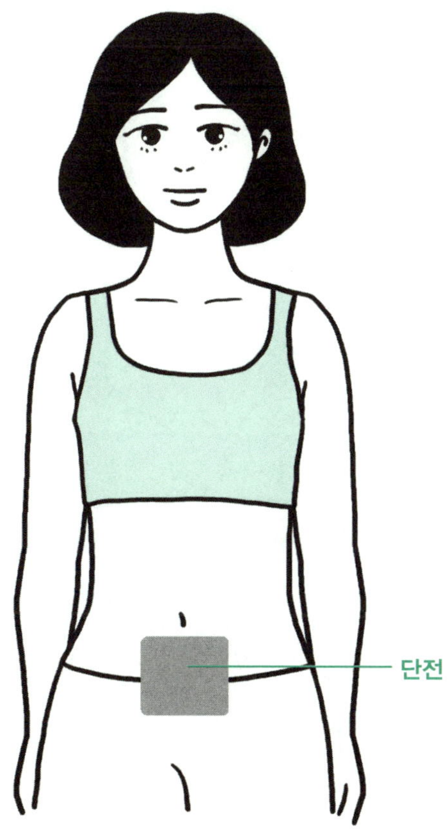

| 단전 |

배꼽에서 주먹 하나 정도 아랫부분. 이곳에 손난
로를 붙여 따뜻하게 한다.

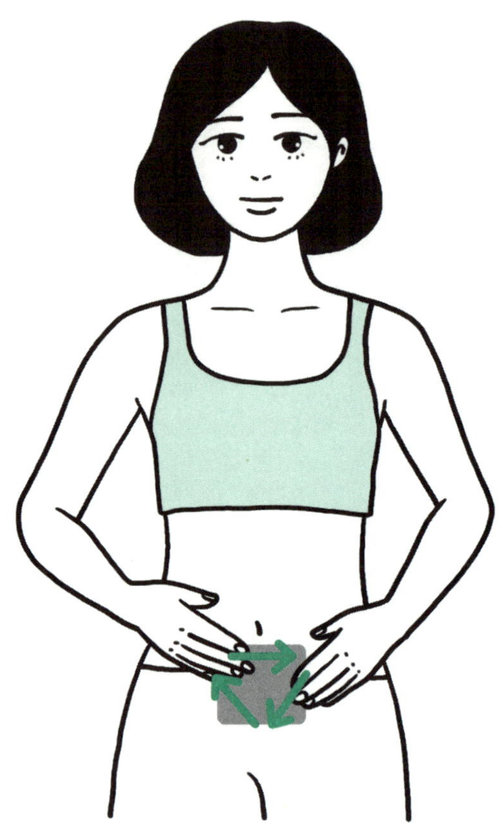

단전 주변을 손바닥으로 부드럽게 쓰다듬는다.
시계 방향으로 천천히 역삼각형을 그리듯 온몸이
따뜻해질 때까지 실시하자.

저온 화상에 주의!

손난로를 직접 피부에 부착하면 저온 화상을 일으킬 수 있다. 특히 일회용 탈부
착식 손난로를 사용할 때는 주의하고 반드시 옷 위에 붙이도록 한다.

👓 자율신경을 바로잡아 시력을 향상시키는 '손톱 주무르기'

제2장에서 이야기했듯이 스트레스가 쌓이면 몸이 긴장 상태가 되어 자율신경 중 교감신경이 우위에서 작용한다.

교감신경이 우위에 있으면 혈관이 수축하고 혈류가 악화되는 데, 스트레스가 많은 사회를 사는 현대인은 교감신경이 우위인 사람이 많다.

자율신경 중에서도 몸을 이완시키는 부교감신경이 우위에 있으면 모양체에서 방수의 분비와 배출을 촉진하고 눈물을 분비시키므로 백내장과 녹내장, 안구건조증이 예방된다.

그런 자율신경의 균형을 손쉽게 바로잡을 수 있는 방법이 '손톱 주무르기'다.

손톱 주무르기는 면역력을 높이는 방법으로 이전부터 주목을 받아왔는데, 눈에도 높은 효과를 발휘한다.

우리 몸에 퍼져 있는 신경은 네트워크를 만들어 작용한다.

특히 손톱이 난 곳은 말초신경이 밀집해 있는 부분이므로 손톱을 주무르면 그 자극이 순식간에 자율신경으로 전달되어 균형을 바로잡는다.

손톱 부분을 자극하면 부교감신경이 우위가 되어 몸의 긴장이 풀린다. 즉 눈의 긴장도 풀리고 혈액순환도 좋아져 눈의 문제를 개선할 수 있다.

엄지와 검지로 각각의 손톱 언저리의 양 모서리를 잡고 누르기만 하면 된다.

특히 새끼손가락은 순환기의 기능을 조절하는 신경과 연결되어 있으므로 길게 눌러주면 온몸의 순환이 좋아지며 눈의 혈류도 향상된다.

노안과 백내장으로 고민하는 여성 중에 왼쪽 시력이 0.2까지 떨어진 분이 손톱을 매일같이 주물렀더니 2년 후에는 시력이 1.5까지 회복되어 돋보기를 쓸 필요가 없어진 예도 있다.

또한 녹내장과 비문증이 개선된 사례도 있다.

반응이 빠른 사람의 경우 손톱을 주무르자마자 시야가 밝아지거나 잘 보인다는 느낌을 받기도 한다.

손톱을 주무르는 방법은 전철에서도 또 일을 하는 틈틈이나 텔레비전을 보면서도 얼마든지 할 수 있으니, 하루에 2~3회 정도를 목표로 꾸준히 계속하기를 바란다.

스트레스가 많은 사람이나 피로가 누적된 사람은 손톱을 열심히 주무르면 자율신경의 균형을 바로잡을 수 있다.

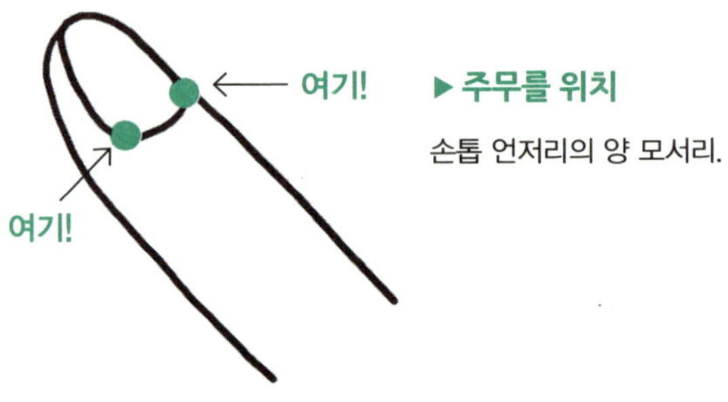

▶ 주무를 위치

손톱 언저리의 양 모서리.

| 주무르는 방법 |

엄지와 검지 사이에 끼우듯이 잡고 주무른다. 세게 잡거나 살짝 강약을 주면서 주무르는 것이 좋다.

엄지, 검지, 가운뎃손가락의 손톱 언저리를 각 10초씩 주무른다. 약지는 주무르면 교감신경이 우위가 된다는 이야기도 있으니, 굳이 주무르지 않아도 괜찮다. 전체의 균형을 잡고 싶을 때는 같은 방법으로 주무르면 된다. 새끼손가락의 손톱 부분은 20초 동안 주무른다. 이렇게 양손을 다 주무른다.

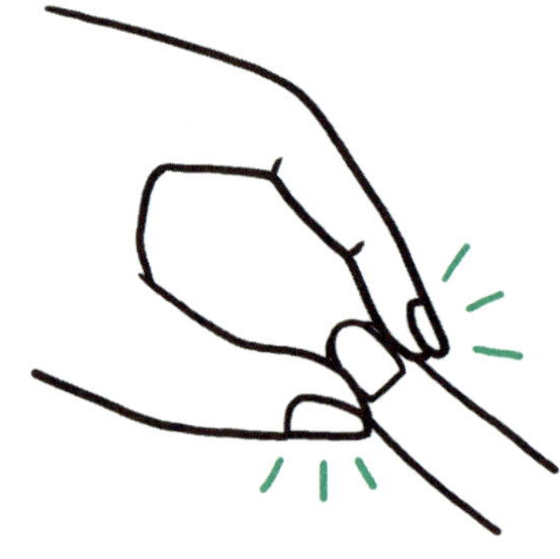

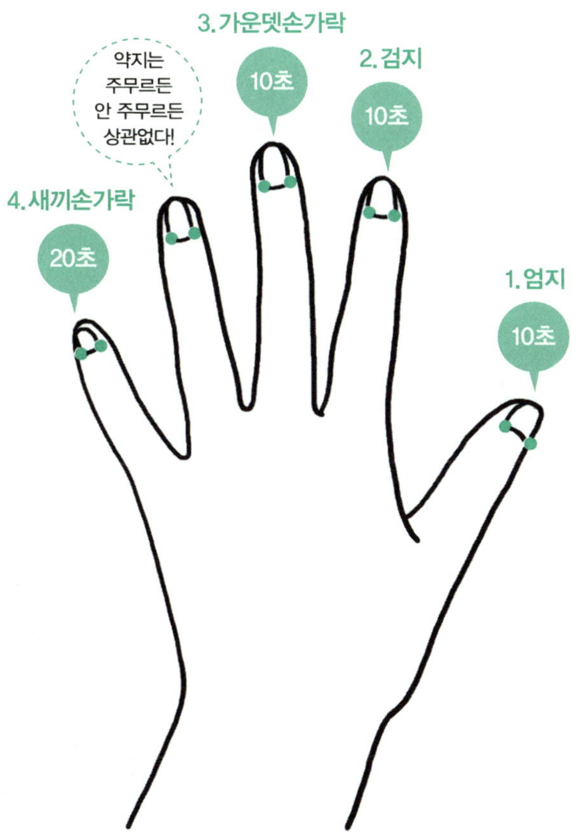

3.가운뎃손가락
10초
약지는
주무르든
안 주무르든
상관없다!
4.새끼손가락
20초
2.검지
10초
1.엄지
10초

혼베 선생님의 한마디

. . .

"몸 전체의 혈류를
향상시키면 다른 질병의 예방에도
도움이 된다!"

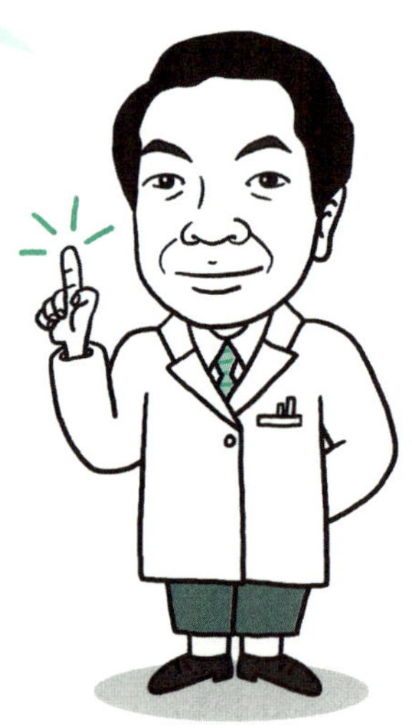

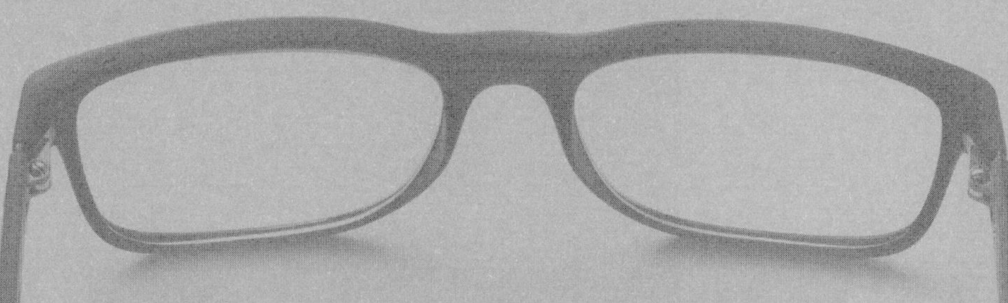

CHAPTER 5
혈류를 개선하는
생활습관으로 시력 회복

👓 바른 자세를 유지하면 시력이 향상된다

시력을 개선하려면 평소의 생활습관부터 고쳐야 한다.

지금까지 소개한 시력개선법을 아무리 실천한다고 해도 혈류를 악화시키는 생활습관을 가지고 있으면 좋은 효과를 볼 수 없기 때문이다.

이번 장에서는 혈류를 높여 시력을 개선하기 위한 생활습관을 소개하고자 한다.

우선 평소의 자세에 신경을 쓰자.

등이 굽고 목이 앞으로 튀어나온 자세는 목의 뒤틀림을 초래하고 눈과 뇌로 가는 혈류 부족을 일으킨다.

컴퓨터 작업이나 사무 업무가 많은 사람이 이런 자세가 되기 쉬우니, 옆 사람에게 자신의 평소 자세가 어떤지 살펴봐 달라고 해보자.

이때 등뼈의 선이 귀와 일직선을 이루면 좋은 자세다. 귀가 앞으로 나와 있으면 새우등에 목을 앞으로 빼고 있는 자세라고 생각하면 된다.

이렇게 안 좋은 자세를 한 사람은 등뼈의 선상에 귀가 오도록 스스로 자세를 바로잡고 유지하고자 애써야 한다.

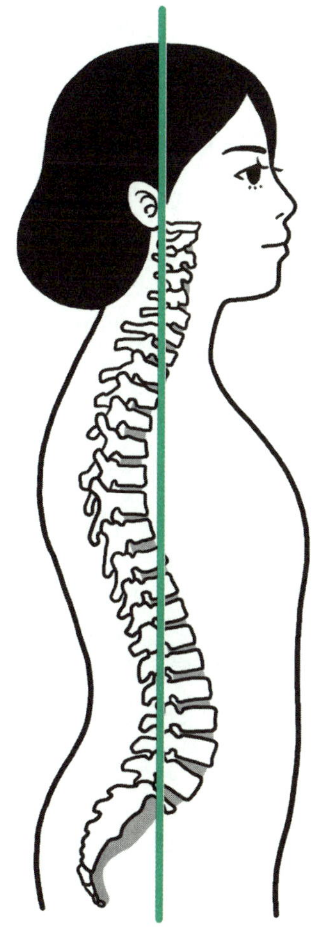

| 바른 자세 |

등뼈가 곧고 아름다운 S자 곡선을 그리며 등뼈의 수직선에 귀가 위치해 있으면 좋은 자세다. 귀가 앞으로 나와 있으면 등이 굽은 것이니, 자신이 새우등 자세를 하고 있음을 알았다면 자세를 바로잡도록 애쓰는 습관을 들이자.

👓 컴퓨터 작업 중 바른 자세를 통해 눈의 문제를 예방하자

시력 저하의 가장 큰 요인이 바로 장시간의 컴퓨터 작업이다.

새우등에 목이 앞으로 나온 채로 장시간 앉아 있으면 경추가 틀어져 눈과 뇌로 가는 혈류가 원활할 수 없다.

가까운 곳을 계속 보아야 하는 컴퓨터 작업은 초점을 맞추는 데 중요한 역할을 하는 모양체근이 계속 긴장하므로 초점조절 능력이 저하한다.

그뿐만이 아니라 컴퓨터 작업을 하는 동안은 눈을 깜빡이는 횟수도 극도로 줄어든다.

사실 눈을 깜빡이는 행위는 중요한 의미를 갖는다. 눈을 깜빡임으로써 눈물이 각막을 촉촉하게 만들고 상처와 장해로부터 지켜주기 때문이다.

그래서 눈을 깜빡이는 횟수가 줄어들면 안구건조증이 되기 쉽다. 안구건조증 때문에 눈물의 분비량이 만성적으로 줄어들면 감염증에도 잘 걸리고 시력도 저하된다.

이런 상태를 방지하는 데는 컴퓨터 작업 중의 자세가 중요하다.

우선 책상과 의자의 높이를 살펴보자. 키보드를 사용할 때 무릎이 90도 이상으로 유지되는 높이라면 어깨와 무릎, 손목에 부담이 가지 않는다.

의자는 앉았을 때 발목, 무릎, 고관절이 90도가 되는 높이로 하고, 깊숙이 등을 곧게 펴고 앉자. 발이 바닥에 닫지 않는다면 발판을 두어 조절하면 된다.

또 컴퓨터 화면은 조금 내려 보는 위치에 오도록 설정하는 것이 가장 좋다. 올려다보는 높이에 화면이 있으면 눈을 크게 떠야 하니 눈물이 증발되기 쉽고 안구건조증을 초래할 수 있기 때문이다.

눈과 화면 사이는 40~50센티미터의 거리를 유지하도록 하자.

이렇게 바른 자세를 지속할 수 있으면 문제가 없지만, 작업에 몰두하다 보면 자기도 모르는 사이에 등이 굽어버리면서 근육이 뭉치고 혈류가 악화된다. 그래서 다음 세 가지를 의식해야 한다.

- 1시간 이상 컴퓨터를 연속적으로 사용하지 않을 것.
- 연속작업과 연속작업 사이에 10~15분 정도 휴식을 취할 것.
- 한 연속작업 시간 내에 1~2회 정도의 작은 휴식을 가질 것.

이는 일본의 후생노동성이 정한 'VDT Visual Display Terminals 작업 시의 노동위생관리를 위한 가이드라인'에 따른 지침이다.

실제로 이 지침을 실천하는 회사는 적으리라 생각하는데, 약간의 주의가 시력 저하와 안정피로를 방지하니 스스로도 염두에 두는 것이 좋겠다.

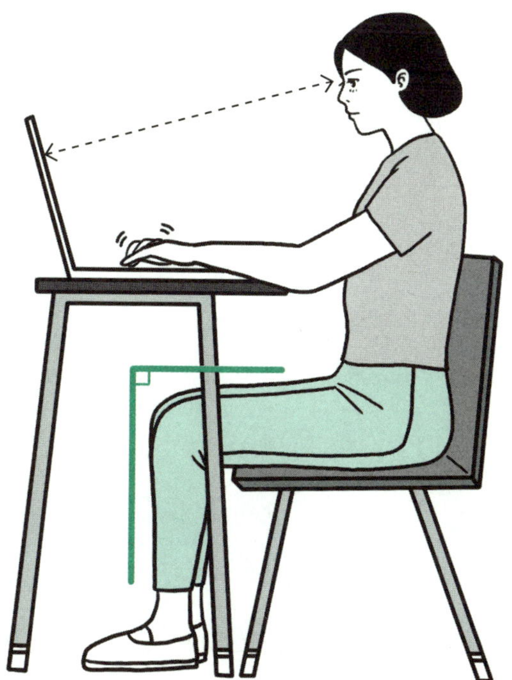

| 컴퓨터 작업 시의 바른 자세 |

의자는 앉았을 때 발목, 무릎, 고관절이 90도가 되는 높이로 조절한다. 눈과 컴퓨터 화면 사이에는 40~50센티미터 정도의 간격을 두는 것이 이상적이다.

👓 어떻게 걷느냐에 따라서도 시력은 좋아질 수 있다!

평소 걸을 때 조금만 신경 써서 주의하기만 해도 시력을 개선할 수 있다.

현대인은 늘 컴퓨터와 스마트폰 등 가까운 곳만 보기 때문에 멀리 볼 기회가 거의 없다. 그래서 모양체근이 굳어 있는 경우가 대부분이다.

굳어진 모양체근은 밖에서 걷는 시간을 이용해서 충분히 개선할 수 있다.

밖에서 걸을 때 의식적으로 멀리 보려고 하기만 하면 된다.

100미터 정도 앞을 본다고 생각하고 걷되, 멀리 있는 간판의 글자 등을 보는 것도 좋다. **가슴을 펴고 엄지발가락으로 땅을 차듯이 걸으면 더 좋은 자세를 유지할 수 있고 혈액순환도 좋아진다.** 매일 출퇴근할 때 실천해보도록 하자.

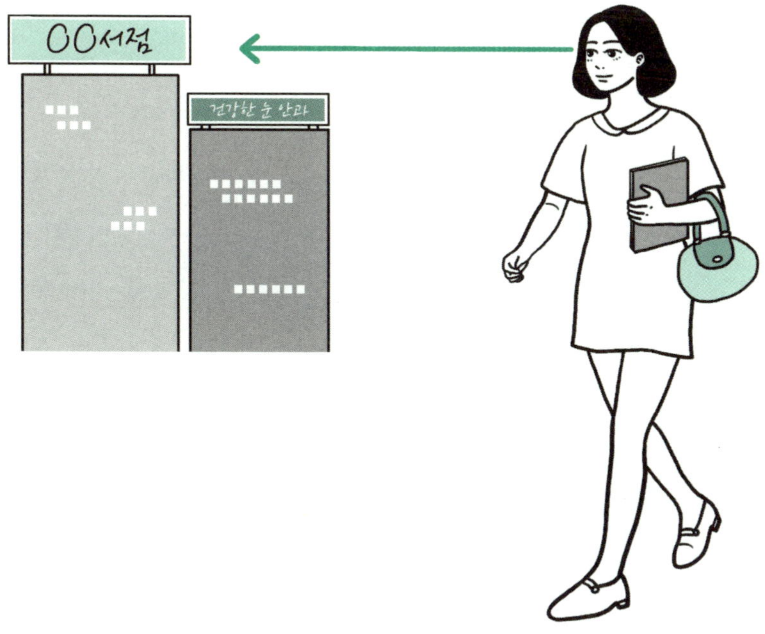

| 멀리 보면서 걷기 |

밖에서 걸을 때는 100미터 정도 멀리 있는 간판
의 글자를 보는 등 의식적으로 먼 곳을 보려고
하자. 사무업무 중에 가까운 곳만 보면서 굳어진
모양체근을 풀어줄 수 있다.

6ᐧ 눈을 자주 움직이는 습관 기르기

컴퓨터 화면처럼 같은 곳만 오랫동안 보고 있으면 모양체근이 긴장하게 되고 혈행 불량에 빠진다. 이를 예방하는 방법은 너무나도 간단하다. 단순히 눈을 자주 움직이며 여기저기에 초점을 맞추고 보면 된다. 모양체근은 우리가 먼 곳을 볼 때는 이완되고, 가까운 곳을 볼 때는 긴장한다. 즉 먼 곳과 가까운 곳을 번갈아가면서 보면 모양체근이 풀리면서 혈류도 좋아지고 초점도 맞추기가 쉽다.

일상생활 속에서 손쉽게 할 수 있는 방법으로, 전철이나 버스로 출퇴근하는 중에 창밖의 멀리 있는 간판과 가까이 있는 간판을 번갈아 보는 것을 실천해보자. 오른쪽 간판, 왼쪽 간판 등 좌우의 사물을 번갈아 보는 것도 좋다.

안구가 이쪽저쪽으로 움직이면 눈 주위의 근육이 골고루 단련이 된다. 가급적 얼굴을 움직이지 않고 눈만 움직이는 습관을 들이는 것이 비결이다.

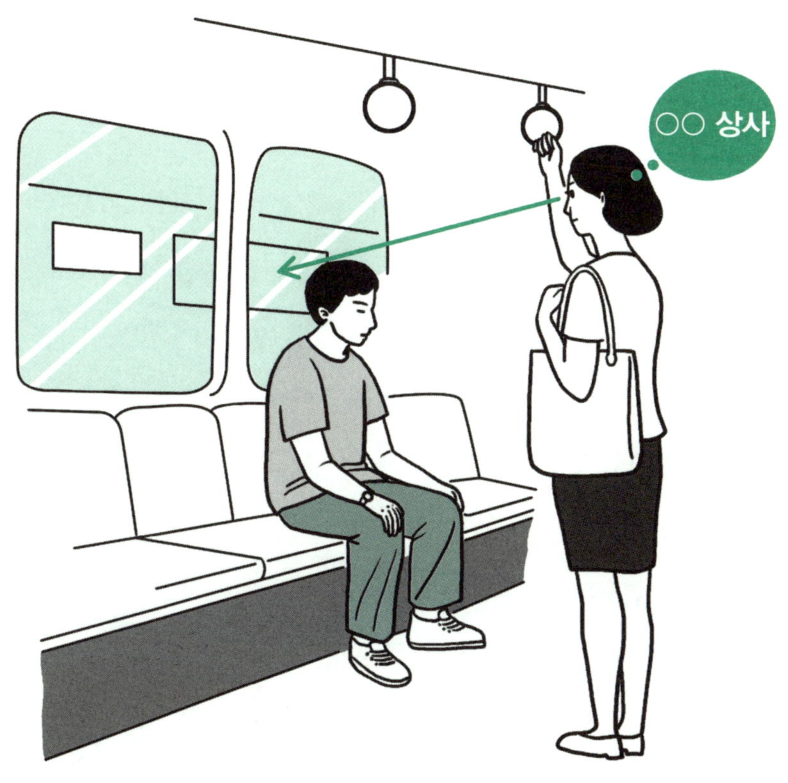

| 이동 중에 가까운 곳과 먼 곳의 간판을 읽기 |

전철이나 버스에서 이동 중에 가까운 곳과 먼 곳의 간판을 번갈아 보며 안구를 움직여
주자. 혈류가 향상되며 초점조절 능력을 키우는 운동도 된다.

👓 스포츠와 게임을 즐기면서 뇌와 눈을 자극

눈을 자주 움직이기에 또 하나의 좋은 방법이 스포츠 관전과 게임이다.

스포츠 관전 중에서도 특히 '구기 종목'을 추천한다. 테니스나 축구, 탁구처럼 **공이 이리저리 오가는 스포츠를 관전하면 어쩔 수 없이 눈을 자주 움직이게 되고, 눈과 뇌에 좋은 자극이 된다.**

테니스의 경우에는 네트 앞의 자리에 앉아 좌우의 공을 눈으로 따라가 보자. 가급적 코트에 가까운 자리에서 보아야 눈을 많이 움직이게 된다.

축구는 스탠드의 낮은 위치에서 공이 이동하는 것을 눈으로 따라가고, 가까운 선수와 멀리 있는 선수를 번갈아 보면 좋다.

탁구의 경우에는 테니스와 마찬가지로 네트 앞에 진을 치고 앉아 공을 따라 눈을 움직이면 된다.

물론 직접 스포츠를 하는 것도 좋다.

오락실도 눈을 이리저리 움직일 수 있는 좋은 곳이다. 특히 눈의 훈련에는 **두더지 잡기**와 **에어 하키** 게임이 좋다.

어디서 튀어나올지 모르는 두더지 잡기를 하다 보면 자연스레 눈이 이리저리 움직이는데, 가급적 머리는 움직이지 말고 눈만 움직이도록 하자.

에어 하키도 움직이는 패드를 눈으로 좇다 보면 눈의 근육 운동이 된다.

그 밖에도 배팅 센터에서 공을 치는 것도 효과적이어서 눈과 뇌뿐만 아니라 온몸의 혈류가 좋아진다.

또 시선을 크게 위아래로 움직이게 되는 트램펄린도 눈과 뇌의 혈류 향상 효과가 높아서 보거나 직접 해보기를 추천한다.

스포츠나 게임 이외에 사진 촬영도 눈의 운동에는 좋다. 주위를 살펴보고 피사체를 고르거나 좋은 각도를 잡기 위해 눈을 이리저리 움직이니 말이다. 여행지에서뿐만 아니라 평소 외출할 때도 카메라를 휴대하고 자주 촬영하도록 하자.

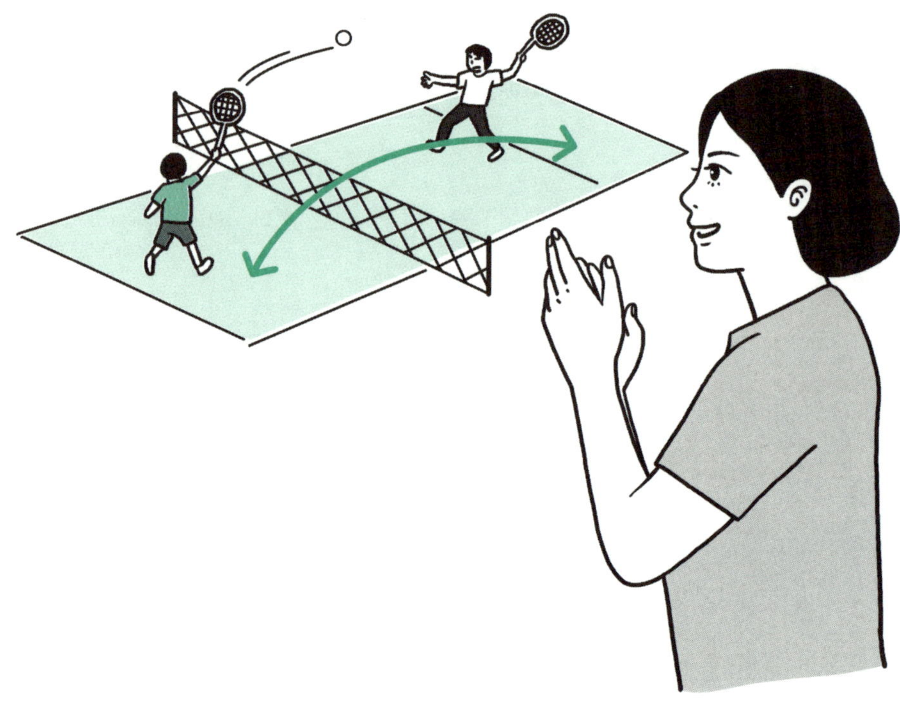

| 구기 종목을 관전하며 안구를 움직이기 |

테니스나 축구 등 눈을 이리저리 움직이는 구기
종목을 관전하는 것은 눈에 좋은 훈련이 된다. 머
리는 많이 움직이지 말고 눈만으로 공을 따라가
는 것이 효과적이다.

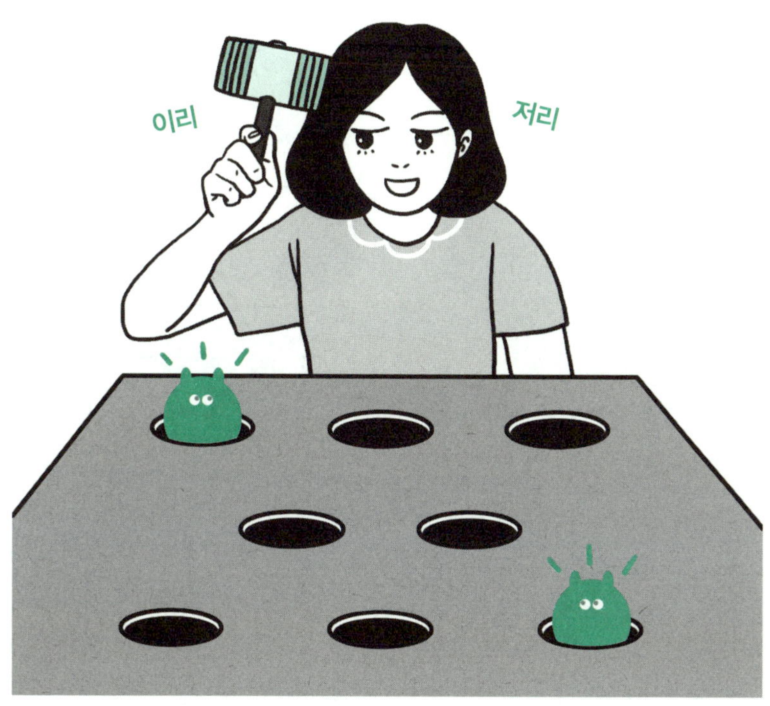

| 두더지 잡기로 눈과 뇌를 훈련하기 |

눈을 이리저리 움직이는 두더지 잡기 게임은 눈에서 뇌로 정보를 보낼 뿐만 아니라, 뇌에서 운동신경으로 정보가 전달되어 온몸의 훈련이 된다.

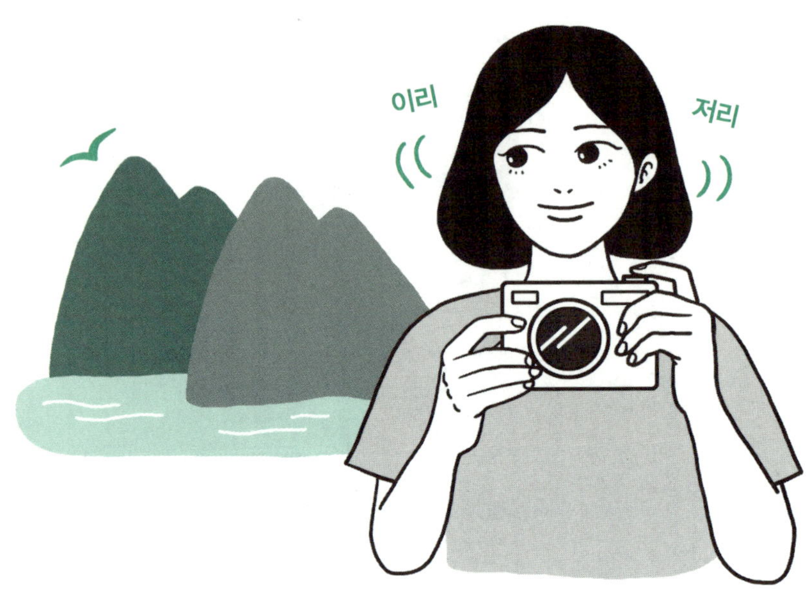

| 먼 곳과 가까운 곳을 번갈아 보기 |

평소에 셔터를 누를 만한 기회를 많이 찾도록
하자. 먼 곳의 경치를 보거나 가까이 있는 꽃을
촬영하는 등 다른 거리에 초점을 맞추면서 눈을
자주 움직이도록 하자.

👓 아침 해를 보는 습관으로 눈의 혈류를 향상

눈을 좋게 만드는 방법 중 빼놓을 수 없는 습관이 '일찍 자고 일찍 일어나기'다.

현대사회에서는 한밤중에도 거리가 환하며 밤을 새는 사람들도 많다.

하지만 인간의 몸은 원래 태양의 리듬에 맞춰진 체내시계를 갖고 있으므로 태양이 뜨면 일어나서 활동하고, 저물면 잠드는 생활을 하는 편이 자율신경의 균형을 유지하기에 좋다.

오후 10시부터 오전 2시까지는 체내에서 성장호르몬이 분비되는 시간이다. 이때 숙면을 취하면 성장호르몬의 혜택을 받을 수 있고 눈의 건강에도 좋다.

졸음을 유발하는 호르몬인 멜라토닌은 아침에 햇빛이 눈에 들어오면 분비가 멈추고 뇌의 각성을 촉진하는 세로토닌이라는 신경전달물질이 분비된다.

세로토닌은 멜라토닌의 재료가 되는데, 아침 햇볕을 보고 약 14~15시간 후에 세로토닌이 멜라토닌이 되어 졸음이 찾아온다.

그러니 가령 밤 10시에 잠들고 싶다면 아침 7~8시경에 일어나 아침 해를 보면 대략 맞아떨어진다.

아침에는 햇볕을 제대로 쬐고 일찍 자고 일찍 일어나는 생활습관을 갖자.

참고로 멜라토닌은 황반변성증이 발병했을 때 눈의 혈류를 회복시키는 작용도 한다. 그러니 황반변성증인 사람은 우선 일찍 자고 일찍 일어나는 생활을 습관화하는 것이 좋겠다.

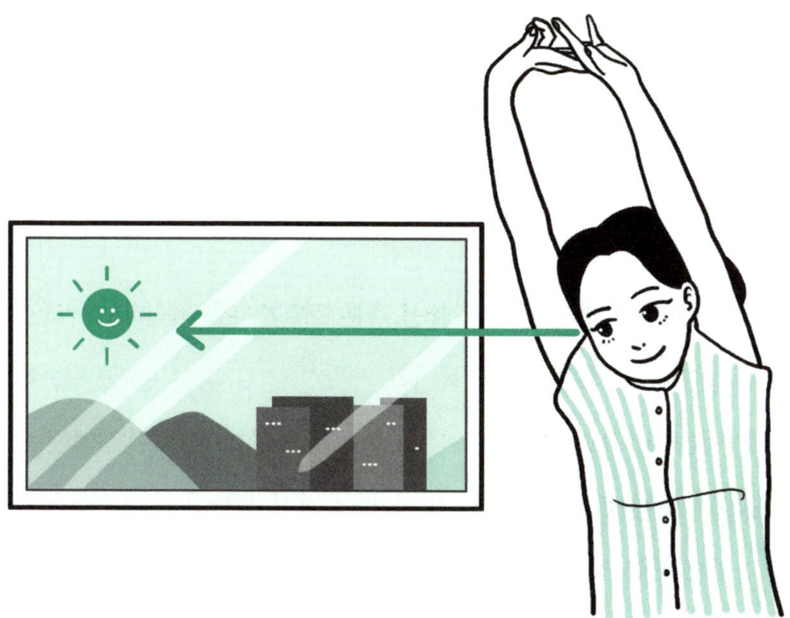

| 아침에 일어나서 아침 햇볕을 쬐는 습관 |

아침에 일찍 일어나려고 노력하고, 일어난 후에는 커튼을 젖히고 아침 햇볕을 만끽하자.
햇볕을 신호로 체내시계가 리셋되고, 밤에 졸음을 유발하는 멜라토닌의 재료가 되는 세
로토닌이 분비된다.

👓 입욕 중에 가능한 안구 운동

차가워진 몸을 가장 효율적으로 속부터 따뜻하게 만들어주는 방법은 입욕이다.

젊은 사람들은 귀찮다며 간단한 샤워만 하고 마치는 경우가 많지만, 눈을 위해서라면 가급적 매일 느긋하게 욕조에 들어가 입욕을 즐기는 습관을 갖는 것도 좋다.

입욕 중에 안구 운동을 하면 몸도 눈도 더욱 따뜻해진다.

우선 40도 정도의 탕에 들어가 따뜻한 물로 적신 수건을 눈 위에 올린다. 그리고 안구를 위아래, 좌우, 대각선 위아래 등 여러 방향으로 이리저리 움직이면 된다. 수건이 식으면 다시 따뜻하게 만들어서 몇 차례 반복하면 되는데, 이렇게 입욕할 때마다 실천하면 시력이 개선되는 효과를 볼 수 있다.

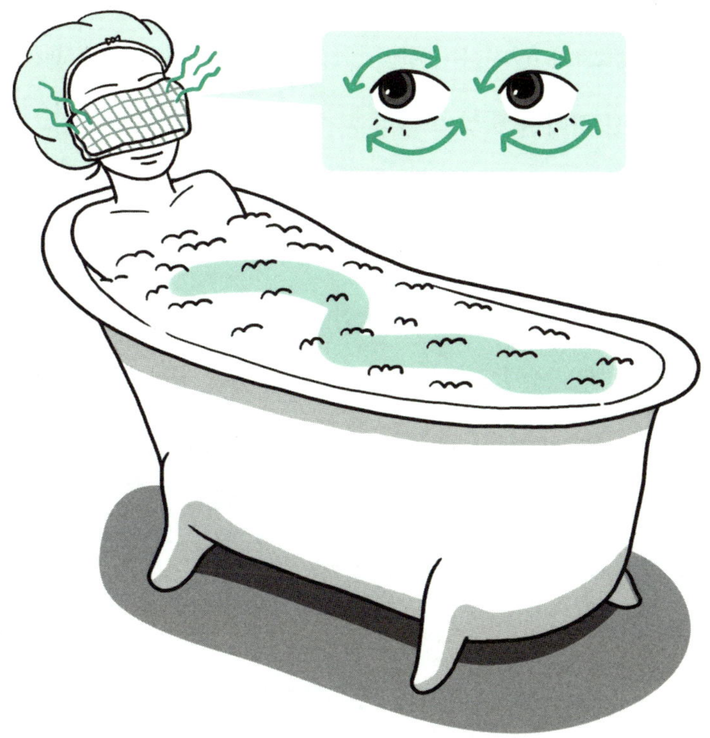

| 입욕 중 따뜻한 수건을 눈에 대고 안구 움직이기 |

욕조에 몸을 담근 채 따뜻한 수건을 눈에 대고, 안구를 위아래, 좌우, 대각선 위아래 등 여러 방향으로 이리저리 돌린다. 입욕을 할 때마다 실천하는 습관을 들이도록 하자.

식생활 관리로 맑은 혈액을 유지

혈액의 흐름을 악화시키는 큰 요인 중에는 평소의 식생활도 있다.

'포식의 시대'라고 이야기되는 현대에는 많은 사람들이 과식을 하며 영양이 과다한 경향이 있다.

1950년까지 일본의 사망 원인 중 1위였던 결핵은 영양 불량이 가장 큰 원인이었기 때문에 일본인에게는 '아프면 잘 먹어 영양을 섭취해야 한다'는 의식이 자리 잡은 듯하다.

하지만 실제로 병에 걸렸을 때는 안 먹는 것이 제일이다. 몸 상태가 안 좋을 때는 아침을 거르거나 식사를 반으로 줄이는 등 먹지 않는 편이 빨리 낫는다.

과식은 여러 가지 질병을 일으키는 큰 요인이다.

특히 기름진 음식이나 육류 중심의 식사는 혈액을 끈적거리게 만들고 생활습관병을 초래한다고 알려져 있는데, 눈의 혈류도 부족하게 한다.

야근이 많은 직장인들은 아무래도 외식이 식생활의 중심이 되기 쉬우므로 기름진 음식을 과식하게 되고 영양이 균형을 이루지 못한 사람들이 대다수다.

지방이 많은 육류를 과식하면 혈중 콜레스테롤이 늘어나고 동맥경화가 발생하기 쉽다. 그러면 가느다란 모세혈관이 많은 눈 주위의 혈류도 저하된다.

나는 생선 중심의 식사를 추천한다. 생선에는 혈액을 맑게 하고 망막과 시신경의 세포를 유연하게 만들며, 시신경에서 뇌로 가는 전달을 원활히 하는 DHA와 EPA 등의 지방산이 풍부하다. 육류보다 생선의 섭취 비율을 늘리도록 하자.

또 비만이 되면 혈액이 끈적거리고 눈의 건강을 저해하므로 과식하지 않도록 조심하며, 식사는 약간 배가 고픈 듯이 먹는 것이 이상적이다.

그 밖에는 항산화 성분이 풍부한 채소와 과일을 제대로 섭취하는 것도 중요하다.

눈뿐만 아니라 우리 몸 전체에 큰 타격을 주는 물질이 활성산소인데, 호흡 등을 통해 체내로 들어온 산소로 에너지를 만들어낼 때 생성되는 부산물이라고 보면 된다.

활성산소는 다른 정상적인 세포를 산화, 손상시키고 기능장애를 일으키는 원인이 된다. 그리고 암과 당뇨병, 심근경색 등 생활 습관병을 유발한다.

체내에서 활성산소가 발생하여 혈액이 산성으로 치우치면 '저밀도 콜레스테롤'이라고 불리는 LDL콜레스테롤이 산화되어 혈액이 끈적거리는 상태가 된다.

물론 눈의 혈류도 악화된다.

이에 대항하는 것이 채소와 과일 등에 다량 함유된 항산화 물질인데, 대표적으로 비타민C와 E, 베타카로틴 등을 들 수 있다.

비타민류는 눈의 건강에 필수적인 영양소다.

비타민C는 항산화 작용을 할 뿐만 아니라 수정체의 투명도를 유지시키며 세균의 침입을 방지해준다. 눈의 초자체를 구성하는 콜라겐의 합성에도 빼놓을 수 없다. 감귤류와 녹황색 채소에 풍부하니 열심히 섭취해야 한다.

비타민A는 '눈의 비타민'이라는 별명을 갖

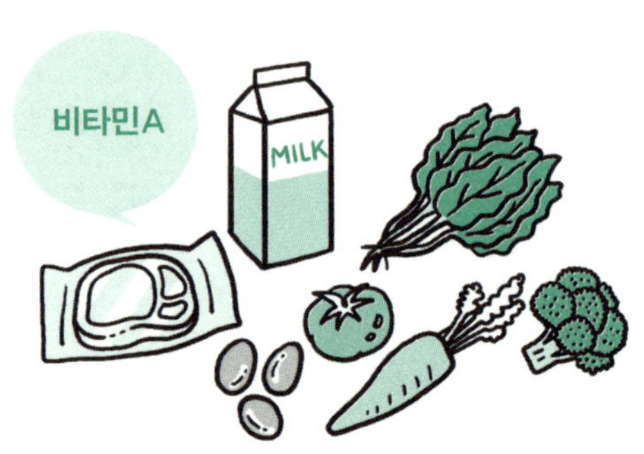

고 있으며 각막과 망막의 세포 및 눈의 점막을 보호하고 정상적으로 유지하는 작용을 한다. 비타민A가 부족하면 야맹증과 안구건조증의 원인이 된다.

동물에서 유래한 비타민A는 레티놀이라고 불리며 간과 달걀노른자, 우유 등에 다량 함유되어 있다. 식물에서 유래한 비타민A는 베타카로틴으로 녹황색 채소 전반에 풍부하다.

비타민B군도 눈의 건강에는 필수적이다.

돼지고기와 장어, 대두 등에 풍부한 비타민B1이 부족하면 시신경과 근육의 작용에 영향을 준다.

마늘과 등 푸른 생선, 간, 닭고기 등에 많은 비타민B6는 시신경을 정상으로 유지하고 점막의 성분을 보호해준다.

간과 장어, 낫토 등에 많은 비타민B2는 망막의 작용을 돕고, 안정피로 및 눈의 충혈을 개선하는 데 빼놓을 수 없는 영양소다.

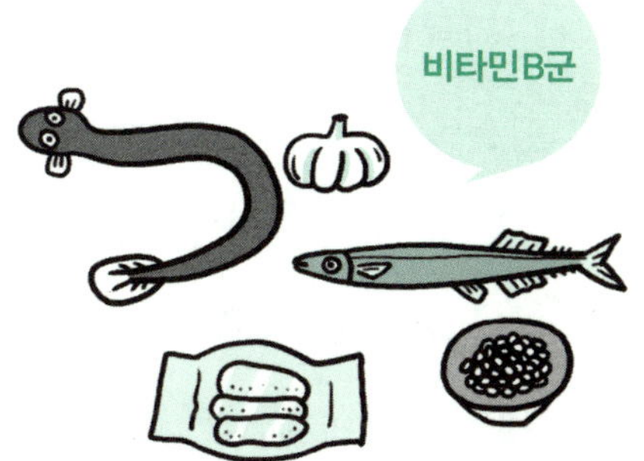

또 블루베리와 크랜베리 등에 들어 있는 안토시아닌도 항

산화 작용이 높은 성분이다. 안토시아닌은 시세포에 들어 있는데, 부족할 경우 야맹증에 걸리거나 안정피로가 발생하기 쉬운 로듭신이라는 물질을 재합성하는 작용도 있어 눈 건강에 좋은 성분으로 유명하다.

시금치와 당근 등의 녹황색 채소에 많은 루테인도 눈에 좋은 성분으로 잘 알려져 있다. 원래 망막에 많이 함유된 성분으로 높은 항산화 작용을 하며, 자외선의 영향을 받기 쉬운 수정체나 망막을 보호해준다.

그 밖에 눈에 빼놓을 수 없는 영양이 아연이다. 아연은 망막에 많이 들어 있으며 눈의 건강에 꼭 필요한 비타민A의 혈중량을 정상적으로 유지한다. 또 간에서 눈으로 비타민A가 충분히 공급되는 것을 돕는다. 아연은 굴이나 간, 말린 생선, 말린 표고버섯 등에 풍부하다.

평소의 식사를 통해 눈에 좋은 식품을 적극적으로 섭취하여 눈의 건강을 유지하자.

다만 최근에는 옛날에 비해 채소 자체에 함유된 영양이 줄어든 데다 영양을 흡수하

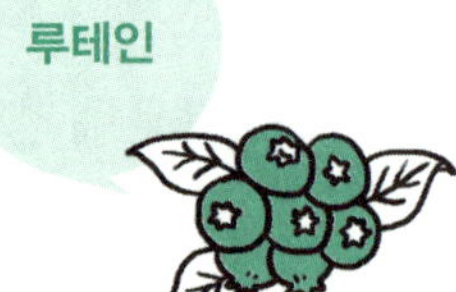

는 힘은 나이가 들수록 저하한다. 즉 식사만으로는 영양을 전부 확보할 수 없으니 건강보조제도 잘 이용하면 좋다.

　최근에는 루테인 등 눈에 좋은 성분을 한꺼번에 섭취할 수 있는 건강보조제를 취급하는 안과가 늘고 있으니, 관심이 있는 사람은 상담을 해봐도 좋을 것이다.

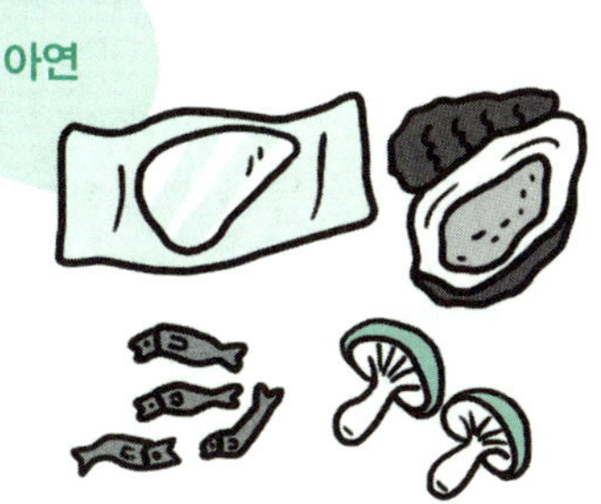

👓 단 음식, 차가운 음식의 과식에 주의!

식생활에서 주의해야 할 또 하나는 차가운 음식과 단 음식을 과식하는 행동이다.

최근의 젊은 사람들은 여름뿐 아니라 겨울에도 아이스크림이나 아이스커피 등 차가운 식품을 많이 섭취하는 경향이 있다. 식당에서 제공되는 물에도 얼음이 들어 있는 경우가 있다.

늘 습관적으로 차가운 음식을 섭취하다 보면 몸을 차갑게 만들어 만성적인 냉증이 생기고, 혈류 부족에 빠지게 된다.

추운 계절은 물론이고 더울 때도 가급적 상온 이상의 음료를 마시고, 따뜻한 국물을 먹어 몸이 차가워지지 않도록 해야 한다.

또한 단 음식의 과식에도 주의해야 한다. 당분을 과잉섭취하면 각막과 수정체, 초자체를 탁하게 만들며, 또 당뇨병과 같은 원리로 혈관을 취약하게 하는 원인이 되기도 한다.

특히 젊은 사람들에게서 많은 현상이 '페트병 증후군'이다.

페트병에 든 청량 음료수는 대개가 당분이 많으므로 수분 보급을 위해 자주 마시다 보면 자기도 모르는 사이에 당분을 과잉섭취하게 된다.

수분을 섭취할 생각이라면 미네랄워터나 차를 고르도록 하자.

혈관의 상태를 알기 위해서라도 정기적으로 안과검진을 받자

눈의 건강상태를 알기 위해 정기적으로 안과에서 검진을 받으라고 권하고 싶다.

1년에 한 번 정도 받는 것이 좋다.

직장에서 건강검진을 할 때는 시력검사만 포함되어 있는 경우가 많으니, 경험이 많은 안과 의사에게 검진을 받도록 하자.

시야검사는 시야계를 이용해 한쪽 눈으로 한곳을 주시했을 때 범위가 얼마나 보이는지를 알아보는 것이다. 양 눈으로 보면 시야에 결손이 있어도 서로 보완하기 때문에 상태를 스스로 알아차리기가 어렵다. 그러니 시야검사를 통해서 눈을 한쪽씩 검사하며, 망막과 시신경에 이상이 없는지 검진받는 것이 좋다.

안압검사는 안구의 내압을 알아보는 검사다.

안구의 내부는 방수라는 액체로 인해 일정한 내압이 유지되고 있다. 이 내압을 전문적인 안압계를 사용해 알아보고 방수의 산출량과 배출량에 이상이 없는지를 점검한다. 녹내장의 유무 등을 알 수 있다.

안저검사는 동공에 빛을 쏘고 안저경을 사용해 안구의 안쪽이나 망막, 시신경 등의 모세혈관의 상태를 알아보는 검사다.

안저는 안구의 가장 깊은 부분인 망막이 있는 부분이다. 사실 안저의 혈관은 몸속에서도 유일하게 직접 눈으로 보고 관찰할 수 있는 혈관이다. 혈관의 상태를 보고 동맥경화나 지주막하출혈, 당뇨병, 고혈압 등의 혈관장애 등 몸의 질환을 진단하는 데도 효과적이다.

그리고 최근에는 OCT라는 검사를 받을 수 있는 안과가 늘어나고 있다.

OCT란 광간섭단층계라는 기기로 안저의 망막 단면을 계측하는 검사인데, 시야검사로는 알 수 없었던 초기 녹내장이나 망막질환을 조기에 발견할 수 있다.

40대를 넘으면 정기적으로 안과검진을 받아야 한다. 최근에는 생활환경의 영향 때문인지 30대에 질환이 발견되는 일도 많다. 신경 쓰이는 증상이 있다면 안과에서 진단을 받아보길 권한다.

👓 스스로 매일 '눈'을 자가진단하기

안과검진에 더해서 스스로 매일 눈의 건강을 점검하는 습관을 가졌으면 한다.

어제와 뭔가 다르게 보이지는 않는지 점검하는 일이 핵심이므로 매일 같은 물체를 보는 게 좋다.

예를 들어 출퇴근 중에 전철 창밖으로 늘 똑같은 간판을 본다거나, 늘 앉는 식탁의 의자에서 보이는 달력의 글자나 그림을 보는 것도 좋다.

노안이 걱정되는 사람은 평소에 읽는 신문이나 책의 글자가 눈에서부터 어느 정도의 거리에서 초점이 맞는지를 매일 점검해보면 된다.

안구 자체도 거울로 점검해볼 수 있다. 흰자위가 충혈되지는 않았는지, 출혈은 없었는지, 눈곱이 많지는 않은지 등을 살펴보자.

자가진단에서 중요한 것은 반드시 한쪽 눈씩 실시해야 한다는 점이다.

양쪽 눈으로 보면 시야의 결손이 있어도 서로 보완해주어 확인이 어려워진다. 좌우 눈의 시력 저하 정도도 차이가 있으니, 꼭 한쪽 눈씩 점검하도록 하자.

그리고 이상한 증상이 있다면 빠른 시일 내에 안과에서 상담을 하는 것이 좋다.

물론 시력검사표를 사서 벽에 붙여두고 스스로 매일 시력검사를 해보는 것도 좋은 방법이다. '잘 보고 싶다'는 의식이 높아지고, 시력이 조금이라도 좋아지는 것을 실감하면 동기부여가 되기 때문에 시력 개선 스트레칭 같은 자가 관리를 지속하게 된다. 시력검사표는 인터넷쇼핑을 통해서 구입할 수 있다.

눈 건강 점검과 시력검사를 꾸준히 실천하면 눈의 질환을 조기 발견하고 건강한 눈을 유지하는 데 도움이 된다.

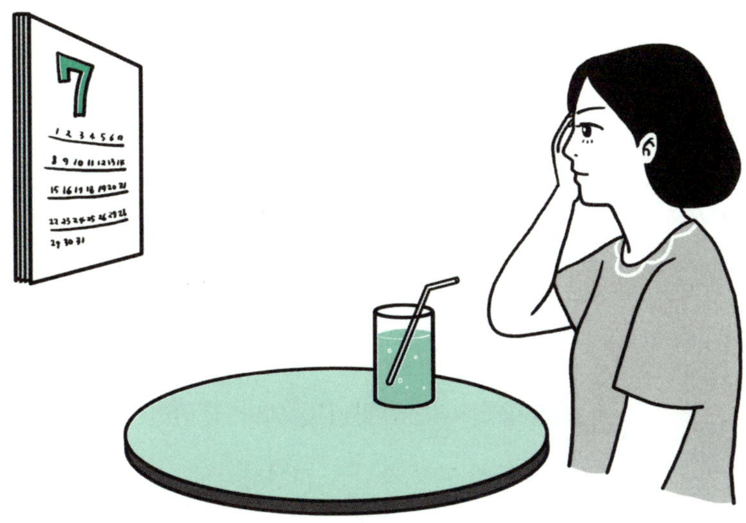

| 매일 눈 건강을 점검 |

늘 앉는 식탁의 의자에서 조금 떨어진 위치에 있는 달력의 글자를 보면서 어제와 무언가 다르게 보이는지를 점검해보자. 한쪽 눈씩 확인하는 것을 잊지 말자.

여러분이 이 책에서 소개한 시력 회복법을 시도해봤는지 모르 겠다.

꾸준히 계속 시도하다 보면 점점 세상이 뚜렷해지고 달리 보일 것이다.

온몸의 혈류를 원활히 하는 방법이 많으니, **습관을 들이면 어깨 결림이나 냉증 등의 신체 이상 증상을 개선하기도 수월하다.**

무엇보다 혈행 불량은 만병의 근원이니, 이번 기회에 혈류를 향 상시키고 건강한 생활을 되찾도록 하자.

내가 운영하는 병원에는 스스로 시력을 회복했다는 보고가 많 이 날아든다.

인간은 누구나 자연치유력을 가지고 있다. 포기하지 않고 꾸준히 자가 관리를 하면 반드시 그에 맞는 좋은 결과가 나오는 법이다.

눈은 뇌와 밀접하게 관련되어 있으므로 눈이 어떻게 보이느냐에 따라서 기분도 긍정적으로 바뀌고, 일에 대한 의욕도 높아지며 인생이 즐거워진다.

눈의 건강 상태는 마음에도 큰 영향을 준다.

이 책에서 소개한 방법을 실천하여 건강한 눈을 되찾고, 많은 사람들의 인생이 밝고 활기차지기를 바란다.

안과 전문의가 알려주는
스스로 시력 회복법 (원제 : 自分で目をよくする本)

1판 1쇄 2016년 10월 24일
　　2쇄 2018년 1월 25일

지 은 이 혼베 가즈히로
옮 긴 이 황미숙

발 행 인 주정관
발 행 처 북스토리라이프
주　　　소 경기도 부천시 길주로1 한국만화영상진흥원 311호
대표전화 032-325-5281
팩시밀리 032-323-5283
출판등록 1999년 8월 18일 (제22-1610호)
홈페이지 www.ebookstory.co.kr
이 메 일 bookstory@naver.com

ISBN 979-11-957611-4-2 13510

※잘못된 책은 바꾸어드립니다.

이 도서의 국립중앙도서관 출판시도서목록(CIP)은 서지정보유통지원시스템 홈페이지(http://seoji.nl.go.kr)와 국가자료공동목록시스템(http://www.nl.go.kr/kolisnet)에서 이용하실 수 있습니다. (CIP제어번호 : CIP2016019109)

동시대의 감성과 지성을 담아내는 **북스토리(주)**

북스토리 | 문학, 예술, 만화, 청소년, 어학
북스토리아이 | 유아, 어린이, 학습
북스토리라이프 | 취미, 요리, 건강, 실용
더좋은책 | 교양, 인문, 철학, 사회, 과학